365 Brain Fitness
365 브레인 피트니스

박흥석
- 현) 더봄 뇌건강 신경심리센터 & 인지재활연구소 작업치료사
- 연세대학교 보건대학 작업치료학과 박사수료
- 전) 삼성서울병원 재활의학과 작업치료사

안이서
- 현) 더봄 뇌건강 신경심리센터 & 인지재활연구소 소장
- 성균관대학교 대학원 인지심리학 박사
- 전) 삼성서울병원, 서울아산병원, 인하대병원, 국민건강보험 일산병원 신경심리사

이혜미
- 현) 더봄 뇌건강 신경심리센터 & 인지재활연구소 대표
- 아주대학교 대학원 임상심리학 석사
- 전) 삼성서울병원 신경과 임상심리전문가 수련
- 전) 국민건강보험 일산병원, 삼성서울병원, 강남세브란스병원 임상심리전문가

매일매일 뇌의 근력을 키우는 치매 예방 문제집

365 Brain Fitness
365 브레인 피트니스

박흥석 · 안이서 · 이혜미 지음

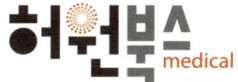

추천사

진료실에서 치매를 걱정하는 환자와 보호자들에게 제가 늘 들려주는 말이 있습니다. 두뇌활동을 많이 하고, 신체 운동을 꾸준히 하며, 사회활동을 유지해 나가라는, 어찌 보면 다분히 상식적인 이야기입니다. 많은 역학 연구를 통해 어느 정도 효능이 입증된 방법이지만, 설명을 마치고 나면 언제나 마음 한구석에 부족함이 자리합니다. 도대체 무엇을 구체적으로 어떻게 하라는 말인지 듣는 이의 입장에서는 답답할 것을 알기 때문입니다.

"사람들이 치매 예방을 위해 집에서 손쉽게 할 수 있는 것은 없을까?" 마땅한 방법이 없어 아쉬워하던 차에 《365 브레인 피트니스》를 접하게 되었습니다. 이 책은 치매를 예방하고 진행을 막기 위한 인지훈련 학습지, 즉 치매 예방 문제집입니다. 1년 365일 매일 3쪽씩 재미있는 문제를 풀도록 구성되어 있지요. 문제들은 기억력, 언어, 시공간 능력, 전두엽 기능 등 두뇌의 전체 영역을 골고루 사용하도록 다채롭게 만들어져 있습니다.

치매는 누구에게나 찾아올 수 있는 반갑지 않은 손님입니다. 특히 스트레스가 많은 현대사회에서 그 발병 위험은 갈수록 높아지고 있지요. 뇌 운동이 중요한 이유가 바로 여기에 있습니다. 매일 규칙적으로 뭔가를 하며 머리를 쓰는 일은 뇌를 튼튼하게 하는 운동(brain fitness)이 됩니다. 이러한 운

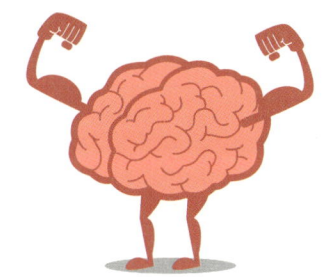

동은 뇌 건강을 유지하는 데 매우 큰 효과를 내지요.

사실 평생교육이라는 마음가짐으로 두뇌 운동을 게을리하지 않는 것이야말로 뇌 건강을 유지하는 비결 아닌 비결이라 할 수 있을 것입니다. 그런 의미에서 이 책은 치매를 두려워하는 분들에게 매우 유용한 학습지가 될 것으로 생각합니다.

특히 50세 이상 성인 중에서 기억력 저하를 걱정하거나 가벼운 인지장애가 있는 분이라면 이 책을 이용해 보시라고 권하고 싶습니다. 잠시 짬을 내어 매일 문제를 풀어 보는 것만으로도 치매 예방을 위한 좋은 투자가 될 것입니다.

이재홍
서울아산병원 신경과 교수

들어가며

★ 치매란 무엇인가요?

치매란 기억장애를 포함하여 여러 인지기능(언어 능력, 시공간 능력, 전두엽 집행기능)에 장애가 발생하고, 이런 인지장애가 일상생활을 하는 데 지장을 주는 것을 말합니다. 다시 말해 인지장애로 가사생활, 취미생활, 직장생활, 사회생활을 이전처럼 혼자 해낼 수 없고, 다른 사람의 도움이 필요한 상태를 의미합니다.

★ 치매는 어떻게 진행되나요?

치매는 뇌졸중, 감염, 뇌외상 등으로 갑자기 오기도 하지만, 알츠하이머병(Alzheimer's disease)과 같은 경우 대부분 서서히 나타납니다. 그 과정은 보통 '정상 → 주관적 인지장애 → 경도인지장애 → 치매'의 순으로 점진적으로 진행되지요. 현재 자신의 상태가 어느 단계에 이르렀는지 판단하기 위해서는 다음의 세 가지 질문을 해봐야 합니다.

첫째, 기억력 등의 인지장애를 호소하는가?
둘째, 객관적인 인지기능검사(신경심리검사)에서 장애가 나타나는가?
셋째, 일상생활 수행능력에 문제가 있는가?

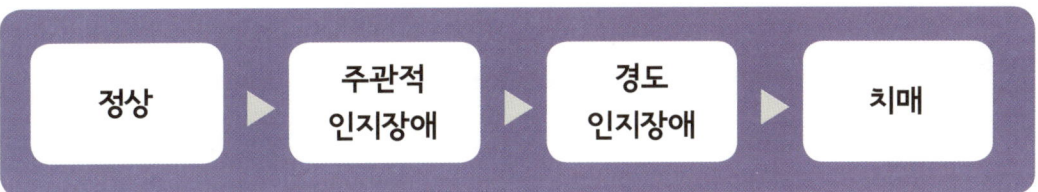

이 세 질문에 따라 각 단계의 상태를 살펴보면, '정상'은 본인이 기억력이나 다른 인지기능의 문제를 주관적으로 호소하지 않고, 객관적인 신경심리검사에서 문제가 나타나지 않으며, 일상생활 수행능력에도 어려움이 없는 상태를 의미합니다.

'주관적 인지장애'는 본인이 기억력이나 다른 인지기능의 문제를 주관적으로 호소하지만, 객관적인 신경심리검사에서는 문제가 나타나지 않고, 일상생활 수행능력도 이전과 같이 잘 유지되는 상태를 말합니다. 정상적인 노화 과정으로 볼 수 있지요.

'경도인지장애'는 치매의 전조 증상을 보이는 단계이기에 주의를 필요로 합니다. 본인 스스로 기억력이나 다른 인지기능에 문제가 있음을 인지하며, 직장 동료나 가까운 보호자처럼 제3자의 눈에도 이상 징후가 감지됩니다. 객관적인 신경심리검사에서도 인지기능의 문제가 발견되나, 일상생활을 하는 데 영향을 미칠 정도는 아니어서 이전과 같은 생활은 유지할 수 있는 상태입니다. 연구마다 조금씩 차이가 있기는 하지만, 65세 이상의 노인 가운데 경도인지장애의 유병률은 약 25%이며, 매년 이들 중 약 10~15%가 치매로 발전하는 것으로 알려져 있습니다. 따라서 경도인지장애 단계라고 해서 안심할 것이 아니라, 치매 예방을 위한 치료 및 보호자의 지속적인 관심이 필요합니다.

'치매'는 본인은 물론이고, 보호자가 보더라도 기억력이나 다른 인지기능의 문제가 뚜렷이 인식되고, 객관적인 신경심리검사에서도 인지장애가 여러 영역에 걸쳐 관찰되며, 이러한 인지장애로 인해 혼자서 일상생활을 수행할 수 없는 상태를 의미합니다.

★ 치매의 원인과 종류는 무엇인가요?

많은 사람이 '치매'를 '병명'으로 알고 있습니다. 하지만 '치매'는 위에서 설명한 것처럼 인지기능에 심각한 장애가 발생하고, 이로 인해 혼자 일상생활을 할 수 없는 '상태'를 의미하는 용어입니다. 이런 '치매' 상태를 발생시키는 질환은 매우 다양합니다. 여러 연구를 통해 지금까지 발견된 질환의 수만 약 50여 종에 이르지요. 우리가 익히 잘 알고 있는 '알츠하이머병' 또한 치매를 일으키는 원인 중 하나입니다. 이처럼 원인이 되는 병이 다양하다 보니, 환자마다 치매로의 진행 양상이 제각각이고, 치료 방법도 달라집니다. 원인 질환에 따라 상태가 계속해서 나빠지고 이전 모습으로 되돌아가지 않는 퇴행성 치매가 있는가 하면, 재활이나 약물을 통해 치료가 가능한 치매도 있습니다.

아래에 치매를 일으키는 다양한 원인 질환 가운데 대표적인 질환 몇 가지를 소개합니다.

• 알츠하이머병 (Alzheimer's disease)

알츠하이머병은 퇴행성 치매의 대표적인 질환입니다. 치매의 절반 이상이 알츠하이머병으로 인해 나타나지요. 이 병에 걸리면 뇌에 아밀로이드(amyloid)라는 이상 단백질이 생겨나고 쌓이면서 정상 뇌세포가 손상됩니다. 진행은 서서히 이루어지는데, 제일 먼저 기억장애가 발생합니다. 이후 이름 대기 장애, 계산 능력의 저하, 방향감각의 저하가 나타나고, 나중에는 남을 의심하거나 공격적인 행동을 보이는 행동장애가 동반됩니다. 그리고 이러한 증상들이 심해지면서 종국에는 독립적으로 일상생활을 할 수 없게 됩니다.

• 혈관 치매 (Vascular dementia)

혈관 치매는 뇌졸중(뇌출혈, 뇌경색)과 같은 뇌혈관 질환에 의하여 뇌 조직이 손상을 입어 치매가 발생하는 경우를 총칭합니다. 종류가 매우 다양한데, 대표적으로는 뇌로 향하는 큰 혈관들이 반복적으로 막히면서 생기는 다발성 뇌경색 치매(multi-infarct dementia), 한 번의 뇌경색으로 인하여 치매가 생기는 전략적 뇌경색 치매(single strategic infarct dementia), 작은 혈관의 막힘이 반복되어 서서히 치매가 생기는 피질하 혈관 치매(subcortical vascular dementia)가 있습니다.

혈관 치매는 갑자기 발생하는 경우가 많으며, 상당 부분 진행되고 나서야 증상이 인지되는 알츠하이머병과 달리 초기부터 한쪽 신체의 마비 증상, 구음장애, 보행장애, 시야장애 등 신경학적인 증상을 동반하는 경우가 많습니다. 뇌졸중이 발생하였다고 해서 반드시 혈관 치매가 되는 것은 아니며, 뇌졸중 발생 후에 객관적인 신경심리검사에서 인지장애가 관찰되며, 이런 인지기능의 문제로 인해 혼자 일상생활을 하기 어려운 상태일 때 혈관 치매로 진단될 수 있습니다. 뇌졸중이 발생했을 당시에는 인지기능에 문제가 발견되었더라도 시간이 지남에 따라서 호전되는 경우도 있기 때문에, 일정 시간이 지난 후에 자세한 신경심리검사를 통해 인지기능의 문제를 확인해야 합니다.

- 전두측두치매 (Frontotemporal dementia)

전두측두치매는 두뇌의 전두엽에서부터 측두엽까지 위축이 발생하여 이로 인해 인지장애가 생기는 것을 말합니다. 첫 증상은 주로 성격 변화나 이상행동으로 나타나며, 판단력이 떨어지고 감정 조절 및 충동 억제가 잘되지 않아 사람들과의 관계에서 문제가 생기고, 보호자를 곤란하게 하는 경우가 많습니다. 평균 발병 연령은 50-60대로 젊은 편입니다.

★ 뇌의 구조와 역할은 무엇인가요?

아주 오래전 사람들은 인간의 생각과 행동의 원천이 심장이라고 생각했습니다. 그러나 뇌 과학이 발전함에 따라 그것이 심장이 아닌 뇌가 하는 일이라는 것이 밝혀졌지요. 말하고, 기억하고, 판단하는 인간의 모든 행동은 바로 우리 몸무게의 2%밖에 되지 않는 뇌의 활동으로 결정됩니다.

더불어 뇌 과학은 뇌의 구조와 기능 또한 밝혀내었습니다. 인간의 뇌는 상황에 따라서 여러 구조가 동시에 협력하여 기능하기도 하지만, 기본적으로는 각자 서로 다른 기능을 맡으며 분화되어 있습니다. 대표적인 예가 바로 왼쪽 뇌(좌반구)와 오른쪽 뇌(우반구)입니다.

왼쪽 뇌

왼쪽 뇌는 주로 언어와 관련된 기능을 맡고 있습니다. 역사적으로 볼 때 뇌의 인지기능에 대한 연구는 언어에서 시작되었습니다. 따라서 언어기능을 맡는 뇌를 '우세반구'라고 부릅니다. 언어기능이란 사람들과 대화할 때 자신이 하고 싶은 말을 유창하게 표현하고, 상대의 말을 이해하여 상황이나 문장에 맞게 단어를 표현하는 능력을 의미합니다. 학습된 언어를

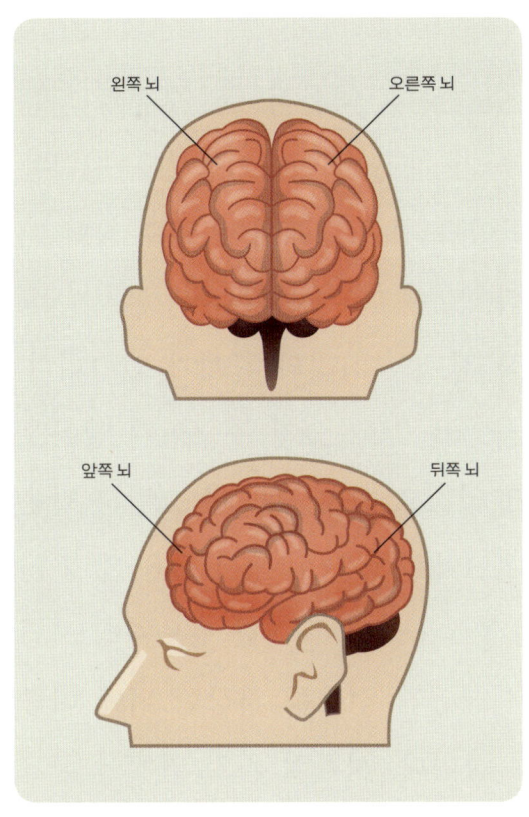

읽고 쓰는 것 또한 포함되지요.

왼쪽 뇌가 하는 일 중 무엇보다 중요한 것은 말이나 글로 이루어진 정보를 듣고 저장한 뒤, 필요할 때 꺼내어 쓸 수 있도록 하는 일입니다. 즉, 왼쪽 뇌는 언어적 정보의 학습과 기억 면에서 핵심적인 역할을 맡고 있습니다.

대부분의 사람은 왼쪽 뇌가 우세반구이며, 오른손잡이 중 96%가 왼쪽 뇌에서 언어기능을 맡고 있습니다. 그렇다면 왼손잡이인 사람은 어떨까요? 많은 사람이 왼손잡이는 오른손잡이와 반대로 오른쪽 뇌에서 언어기능을 맡고 있을 거라고 오해합니다. 그러나 왼손잡이도 70%의 사람들은 왼쪽 뇌에서 언어기능을 맡고 있습니다.

그 밖에도 왼쪽 뇌는 숫자의 계산, 자기 신체의 위치나 이름을 인식하는 일, 도구를 사용하는 방법을 익히고 필요할 때 이를 자연스럽게 사용하도록 하는 일 등 다양한 역할을 맡고 있습니다. 예를 들어 똑같이 젓가락을 보았을 때 우리나라 사람과 서양인의 반응이 어떻게 다를지 한번 떠올려 보세요. 처음 본 젓가락을 어떻게 쓸지 몰라 당황해하는 서양인과 달리, 우리나라 사람은 능숙하게 사용할 수 있을 것입니다. 심지어 젓가락으로 물건을 집는 것을 떠올리기만 해도 뇌가 반응하여 손이 저절로 움직이지요. 그 역할을 왼쪽 뇌가 담당하고 있습니다.

오른쪽 뇌

오른쪽 뇌는 비언어기능을 담당하고 있습니다. 역사적으로 오른쪽 뇌는 비언어기능을 담당하는 '비우세반구'이기 때문에 언어기능을 담당하는 왼쪽 뇌보다 상대적으로 덜 주목을 받았습니다. 그래서 오른쪽 뇌의 기능 연구는 비교적 늦게 이루어졌습니다.

오른쪽 뇌의 기능은 시각적·공간적 정보의 처리와 관계가 있습니다. 사물을 보고 그것이 무엇인지, 또는 사람을 보고 그가 누구인지 알아보는 '무엇what'에 대한 정보처리를 맡고 있지요. 또한 약도나 그림과 같은 2차원 공간에서 사물의 위치를 찾거나, 3차원 공간 내에서 길을 잃지 않고 목적지까지 찾아갈 수 있도록 하는 '어디where'에 대한 정보처리도 담당합니다. 오른쪽 뇌는 이렇게 처리된 시공간 정보를 저장한 뒤에 나중에 필요할 때 꺼내어 쓸 수 있도록 해 줍니다. 시각적 기억 면에서 중요한 역할을 하는 셈이지요. 우리가 갔던 길을 잃어버리지 않고 다음에 다시 찾아갈 수 있는 것도 모두 오른쪽 뇌가 잘 작동한 덕분입니다.

더불어 오른쪽 뇌는 정서나 음악, 미술과 같은 예술적 활동에서도 핵심적인 역할을 합니다.

★ 대뇌는 어떻게 구성되어 있을까?

사람의 뇌는 우리 몸무게의 2% 밖에 차지하지 않지만 심장에서 20%의 혈액을 공급받고 신체가 사용하는 에너지의 25%를 소비하는 부분입니다. 대뇌의 내부 구조를 살펴보면 바깥쪽에 있는 회백질이라는 부분과 안쪽에 있는 백질이라는 부분으로 나눌 수 있습니다. 둘 중에서 바깥쪽에 있는 회백질 부분이 중요한데 이 부분이 바로 인지기능을 담당하게

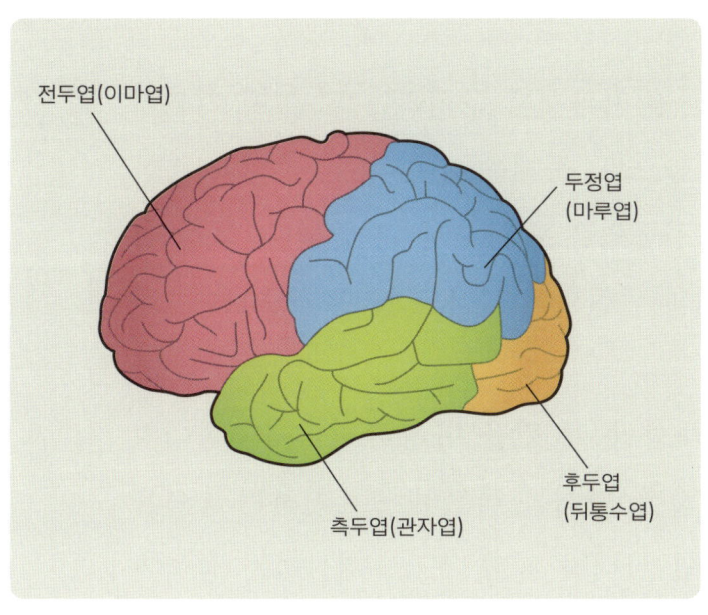

되고, 백질은 멀리 떨어져 있는 뇌의 바깥쪽 부분들끼리 정보를 주고 받을 수 있도록 연결해 주는 역할을 합니다. 뇌의 표면이라고 할 수 있는 회백질은 평평한 구조로 되어 있지 않고 구불구불하게 주름져 있어서 더 많은 정보를 효과적으로 처리할 수 있게 만들어져 있습니다. 위쪽으로 올라온 부분은 이랑이라고 부르고 계곡처럼 안쪽으로 들어가 있는 부분을 고랑이라고 부릅니다. 대뇌는 비교적 크게 움푹 들어간 고랑을 따라서 몇 개의 구조물로 나눌 수 있습니다. 가장 앞쪽에 있는 부분을 전두엽(이마엽)이라 부르는데 전두엽은 어떤 목표를 설정하고, 그 목표를 이루기 위해 계획하고, 전략을 짜는 역할을 하고 상황을 판단하고 결정하는 것과 같은 역할을 하게 됩니다. 뇌의 관리자와 같은 역할을 맡고 있다고 할 수 있습니다. 전두엽의 뒤쪽에 있는 부분을 두정엽(마루엽)이라고 부르는데 왼쪽 두정엽은 계산하기, 읽고 쓰기, 도구사용과 관련된 기능, 오른쪽 두정엽은 길찾기 같은 '어디'와 관련된 정보처리를 담당하게 됩니다. 양쪽 귀 옆에 있는 측두엽(관자엽)의 안쪽 깊숙한 곳에 해마라는 중요한 부분이 있는데, 이 부분은 새로운 정보를 학습하고 저장하는 데 핵심적인 역할을 하게 됩니다. 뇌의 가장 뒤쪽에 있는 후두엽(뒤통수엽)은 눈으로 들어온 시각적 정보를 받아서 처리하는 데 중요한 역할을 하게 됩니다.

★ 인지기능과 뇌

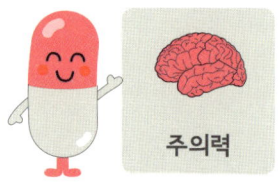
주의력은 모든 인지과제를 수행하는 데 있어 기본이 되는 필수 기능으로, 문제를 푸는 동안 주의가 분산되지 않도록 집중력을 발휘하게 해 줍니다. 특정 영역을 떠나 모든 뇌 영역이 주의력과 관련되어 있다고 볼 수 있습니다.

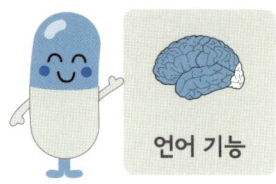
언어기능은 대화할 때 말을 유창하게 하고, 상대의 말을 잘 이해하며, 단어를 적절하게 표현하는 능력을 말합니다. 뿐만 아니라 읽고, 쓰고, 계산하는 능력까지 포함하지요. 주로 왼쪽 뇌의 기능과 관계가 있습니다. 왼쪽 뇌의 전두엽(이마엽)은 말하기, 측두엽(관자엽)은 언어 이해하기, 단어 말하기, 두정엽(마루엽)은 읽기, 쓰기, 계산하기 등을 담당합니다.

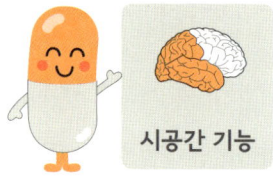
시공간기능은 시각적으로 제시되는 2차원 그림 혹은 물체를 지각하고 인식하는 능력부터, 3차원 공간에서 길을 찾거나 레고 블록을 조립하는 등의 능력을 모두 포함합니다. 주로 오른쪽 뇌의 기능과 관계가 있습니다. 오른쪽 뇌의 측두엽(관자엽)은 물체를 지각하고 인식하는 능력, 두정엽(마루엽)은 공간에서 길을 찾거나 블록을 조립하는 능력을 담당합니다.

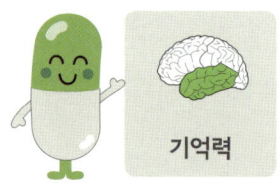
기억력은 새로운 정보를 학습하여 잘 저장해 두었다가 나중에 필요할 때 다시 꺼내어 사용하게 하는 기능입니다. 크게 언어 정보를 기억하는 언어적 기억력과 시각 정보를 기억하는 시각적 기억력으로 나눌 수 있습니다. 주로 해마를 포함하는 양쪽 측두엽(관자엽)이 담당하는데, 왼쪽 측두엽(관자엽)은 언어적 기억력과, 오른쪽 측두엽(관자엽)은 시각적 기억력과 관계가 있습니다.

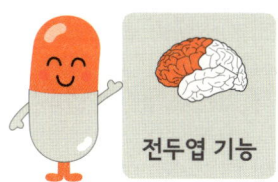
전두엽기능은 다른 말로 집행기능이라고 불려지는데, 세상을 살아가면서 목표를 세우고, 목표에 도달하기 위한 계획을 짜고, 그중에서 가장 좋은 방법을 선택하고, 실제로 실행을 하고, 실행한 방법이 잘 되었는지 평가하는 모든 과정과 관련된 기능입니다. 따라서 뇌의 오른쪽, 왼쪽 전두엽(이마엽)이 모두 관련될 수 있습니다.

★ 신경세포(neuron)는 어떻게 생겼나요?

사람의 신경계는 중추신경계와 말초신경계로 이루어져 있는데, 뇌는 그중에서도 중추신경계에 속해 있습니다. 그리고 이런 신경계를 구성하는 가장 작은 단위가 바로 '신경세포(neuron)'입니다. 사람의 뇌는 약 1천억 개의 신경세포가 조직적으로 연결된 구조를 띠고 있습니다. 신경세포는 '세포체', '수상돌기', '축삭'이라는 구조물로 이루어져 있으며, 신경세포 간의 연결 부위를 '시냅스'라 부르는데, 각각의 신경세포들이 이를 통해 서로 정보를 주고받을 수 있습니다.

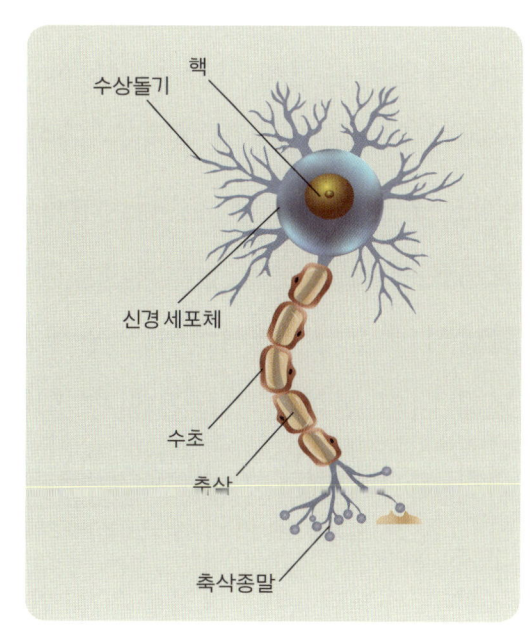

그 과정을 자세히 살펴보면, 우선 자극을 받은 신경세포가 전기신호를 만들어 세포 내에서 전기적 메시지를 전달합니다. 이렇게 만들어진 전기신호는 신경전달물질이라는 화학적 메시지로 바뀌어 다른 신경세포로 전달되지요. 이러한 메시지 전달은 시냅스라는 연결고리가 빽빽하게 많을수록, 또 연결된 신경세포가 손상 없이 튼튼할수록 더 빠르게 전달되어 뇌가 효율적으로 기능하게 됩니다. 반대로 노화나 질병으로 인해 신경세포가 손상되었거나, 시냅스 연결이 끊어졌거나 느슨할수록 뇌 기능이 제대로 작동되지 않고 효율이 떨어집니다.

★ 인지훈련이 중요한 이유는 무엇인가요?

과연 뇌도 훈련을 통해 튼튼해질 수 있을까요? 마치 신체 운동을 하면 몸의 기능이 향상되는 것처럼 말입니다. 이처럼 인지훈련은 인지기능을 향상시키기 위해 지속적인 뇌 운동을 하는 활동을 의미합니다. 기억력, 집중력, 시공간 능력, 언어 능력 및 문제 해결 능력 등 다양한 인지기능을 집중적으로 훈련해 기능을 향상하거나 유지하는 것이지요.

과거에는 인간의 뇌 기능은 나이가 들수록 저하되고, 한 번 저하된 기능은 다시 되돌릴 수 없다는 생각이 지배적이었습니다. 하지만 최근 과학기술과 뇌 연구의 발달로 뇌 가소성(뇌가 변화할 수 있다)에 대한 연구가 활발히 이루어지면서, '뇌는 일생동안 변화하며, 학습과 환경의 변화를 통해 뇌의 변화를 이끌어낼 수 있다'는 증거들이 대거 등장하였습니다. 그리고 이제 뇌는 한 번 안정화되면 변화하지 않는 기관이 아니라, 우리의 노력을 통해 변화시킬 수 있는 기관으로 인식되고 있습니다.

최근 축적된 연구 결과들을 보면, 노년기에서도 뇌 가소성의 잠재력이

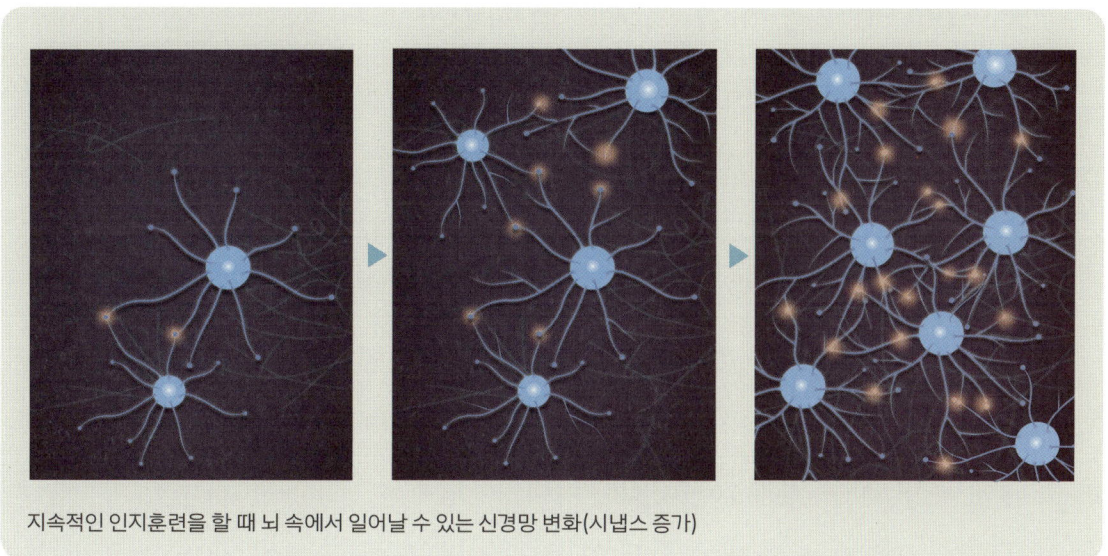

지속적인 인지훈련을 할 때 뇌 속에서 일어날 수 있는 신경망 변화(시냅스 증가)

발견되었으며, '인지훈련이 노년기의 인지기능 저하를 막을 수 있고, 치매의 발병을 늦추는 효과를 보였다'는 보고도 다수 등장합니다. 초기 치매와 경도인지장애 환자를 대상으로 한 연구들 역시 '인지훈련이 저하된 인지기능을 회복시키는 데 효과가 있다'고 밝히고 있으며, 뇌 영상 분석과 같은 최신 기술을 통해 뇌의 직접적인 변화가 입증되기도 했습니다.

이런 맥락에서 기억력, 주의력, 언어 능력 등과 같은 여러 가지 인지훈련 과제를 꾸준히, 그리고 열심히 수행하면 신경세포 간의 연결고리가 튼튼해지고(시냅스의 수가 증가하고), 뇌세포 수가 증가하는 등 뇌에 변화가 일어납니다. 그리고 이러한 변화는 인지기능의 향상으로 이어집니다.

더욱 놀라운 것은 이런 뇌의 변화가 젊은 사람뿐 아니라 노인에게서도 나타난다는 사실입니다. 그렇기 때문에 꾸준하게 인지훈련을 반복한다면 우리 뇌의 시냅스 연결고리를 더욱 튼튼하게 만들 수 있고, 노화로 인해 뇌 기능이 저하되어 치매에 이르는 일 역시 막을 수 있을 것입니다.

★ 치매 예방 문제집 ≪365 브레인 피트니스≫ 활용방법

치매 예방 문제집 ≪365 브레인 피트니스≫는 뇌의 전반적인 영역을 모두 활용할 수 있도록 인지기능을 향상시킬 수 있는 다양한 문제들로 구성되어 있습니다. 목표는 매일 3쪽씩 꾸준히 문제를 푸는 것으로, 하루는 주의력, 언어기능, 시공간기능, 전두엽기능 중 3개의 인지기능을 훈련할 수 있도록 구성되어 있고, 또 하루는 기억력 훈련이 필수적으로 포함되어 있으며, 주의력, 언어기능, 시공간기능, 전두엽기능 중 1개의 인지기능을 함께 훈련할 수 있게 되어 있습니다.

매일 꾸준히 신체적인 운동을 하면 점차 몸에 근육이 생겨 튼튼해지고 건강을 오래도록 유지할 수 있습니다. 마찬가지로 뇌 운동도 매일 꾸준히 하면 뇌에 근육이 만들어집니다. 인지기능 향상에 도움이 되는 문제들을 푸는 것만으로 뇌 기능을 향상할 수 있다는 말입니다. 365일 동안 꾸준히 브레인 피트니스를 실천함으로써 뇌를 튼튼하게 만들고 뇌 건강을 유지하도록 돕는 것이 이 책의 목적입니다.

누구나 손쉽게 뇌를 단련하자!

치매는 눈에 보이지 않게 서서히 진행되며, 뇌에서 문제가 발생한 지 약 10여 년이 지나서야 겉으로 문제가 드러나는 경우가 많습니다. 그렇다면 어떻게 치매를 막을 수 있을까요? 치매 예방의 가장 좋은 길은 남아 있는 건강한 뇌세포를 잘 관리하는 것입니다. 따라서 일찍부터 브레인 피트니스를 시작하는 것이 좋습니다.

≪365 브레인 피트니스≫는 치매 예방을 원하는 분이나 현재의 인지기능을 잘 유지하여 건강한 노후를 보내길 원하는 분들을 위해 만들어졌습니다. '요즘 자꾸 깜박깜박하는데 이게 혹시 치매는 아닐까?', '나중에 내가

혹시 치매 환자가 되는 건 아닐까?'라고 걱정만 하고 계시는 분이 있다면 아직 늦지 않았으니 지금 바로 브레인 피트니스를 시작하시면 됩니다.

매일 20분 정도의 시간을 투자하여 정해진 분량의 문제를 풀어 보세요. 물론 시작이 반이라는 말이 있긴 하지만, 치매 예방 문제집 《365 브레인 피트니스》의 핵심은 "매일", "꾸준히" 하는 것입니다. 매일 꾸준히 해야만 의미 있는 변화가 일어나기 때문에 하루도 빠짐없이 뇌 운동을 하는 것이 중요합니다. 그러기 위해서는 꾸준한 노력이 필요합니다.

이 책에는 다양한 난이도의 문제가 섞여 있기 때문에 어떤 문제는 너무 쉽게 느껴질 수 있고, 또 어떤 문제는 너무 어렵게 느껴질 수도 있습니다. 다양한 난이도의 문제를 풀어 보는 것이 뇌에 자극이 되고 도움이 되므로, 쉬운 문제는 가벼운 마음으로 풀어 보시고 어려운 문제는 도전하는 마음으로 풀어 보시기 바랍니다. 문제를 다 풀기 전에 성급하게 답안지를 보지 마시고, 최대한 답을 찾고자 노력하여 하루의 분량을 다 마친 후에 답을 확인해 보세요. 정답을 맞히는 것도 좋은 훈련이 되지만 왜 틀렸는지 이유를 확인하고 찾아가는 과정 역시 훌륭한 뇌 훈련이 되기 때문에 틀렸다고 실망하거나 좌절하지 않으셨으면 합니다. 열심히 고민해 보아도 틀린 부분이 이해가 되지 않는다면 가족들(배우자, 자녀, 손주 등) 또는 친구에게 질문하여 꼭 이해하고 넘어가세요. 뇌에 더욱 단단한 근육이 생기게 될 것입니다.

치매 예방 문제집 《365 브레인 피트니스》는 한 권당 한 달 동안 풀 수 있는 문제를 담았으며, 총 12권의 책으로 구성될 예정입니다.

부디 이 책을 통해 건강하고 활기찬 노년을 즐기시길 바랍니다.

저자 일동

일러두기 - 꼭 읽어주세요!

1. 《365 브레인 피트니스》는 한 권당 1개월 과정으로 구성되어 있습니다.

2. 《365 브레인 피트니스》는 하루에 3쪽씩 주의력, 언어기능, 시공간기능, 기억력, 전두엽기능 중 2~3개의 인지기능을 매일 훈련할 수 있는 문제로 만들어졌습니다.

3. 《365 브레인 피트니스》는 다양한 난이도의 문제가 섞여 있습니다. 다양한 난이도의 문제를 풀어 보는 것이 뇌에 자극이 되고 도움이 되기 때문입니다.

4. 《365 브레인 피트니스》는 문제를 다 풀기도 전에 성급하게 답안지를 확인하지 않는 것을 권합니다. 정답을 맞히는 것도 좋은 훈련이 되지만 왜 틀렸는지 이유를 확인하고 찾아가는 과정 역시 훌륭한 뇌 운동이 될 수 있습니다. 답을 맞히지 못했다고 실망하거나 좌절하지 마시고, 주위 분들에게 질문하여 꼭 이해하고 넘어가세요. 뇌에 더욱 단단한 근육이 생기게 될 것입니다.

5. 《365 브레인 피트니스》는 "매일", "꾸준히" 하는 것이 핵심입니다. 1년 365일 동안 브레인 피트니스(뇌를 튼튼하게 하는 운동)를 실천함으로써, 건강한 뇌를 유지하는 데 도움을 받으실 수 있을 것입니다.

365 Brain Fitness
365 브레인 피트니스

07

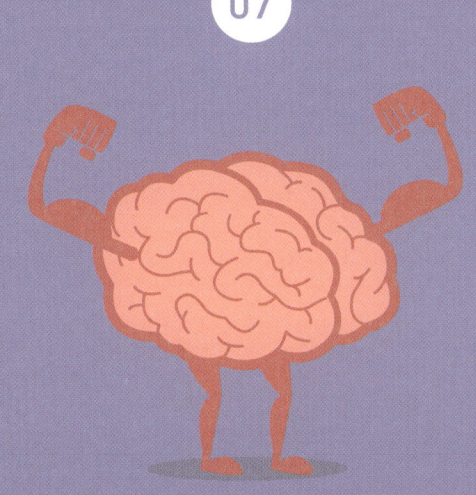

튼튼하고 건강한 뇌를 위해
1년 365일 매일매일 꾸준히 문제를 풀어보세요!

자, 그럼 시작해볼까요?

1일

날짜: ____년 ____월 ____일 ____요일   날씨: ____
시작 시각: ____시 ____분   마친 시각: ____시 ____분

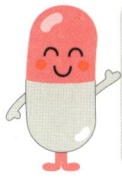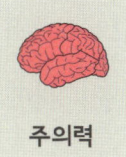주의력

보기와 같이 원의 크기에 따라 숫자가 정해져 있습니다. 빈칸에 들어갈 알맞은 숫자를 적어 보세요.

보기

○	○	○
1	2	3

○	○	○	○	○
○	○	○	○	○
○	○	○	○	○
○	○	○	○	○

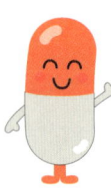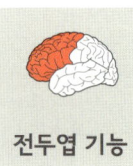전두엽 기능

다음 악기들을 연주 형태에 따라 나누려 합니다. 현악기(줄의 진동을 이용하여 튕기거나 활로 그어서 소리 내는 악기)는 ○로 표시하고, 관악기(관을 입으로 불어 관 속의 공기를 진동시켜 소리 내는 악기)는 △로, 타악기(손이나 채로 두드리거나 흔들어 소리 내는 악기)는 □로 표시해 보세요.

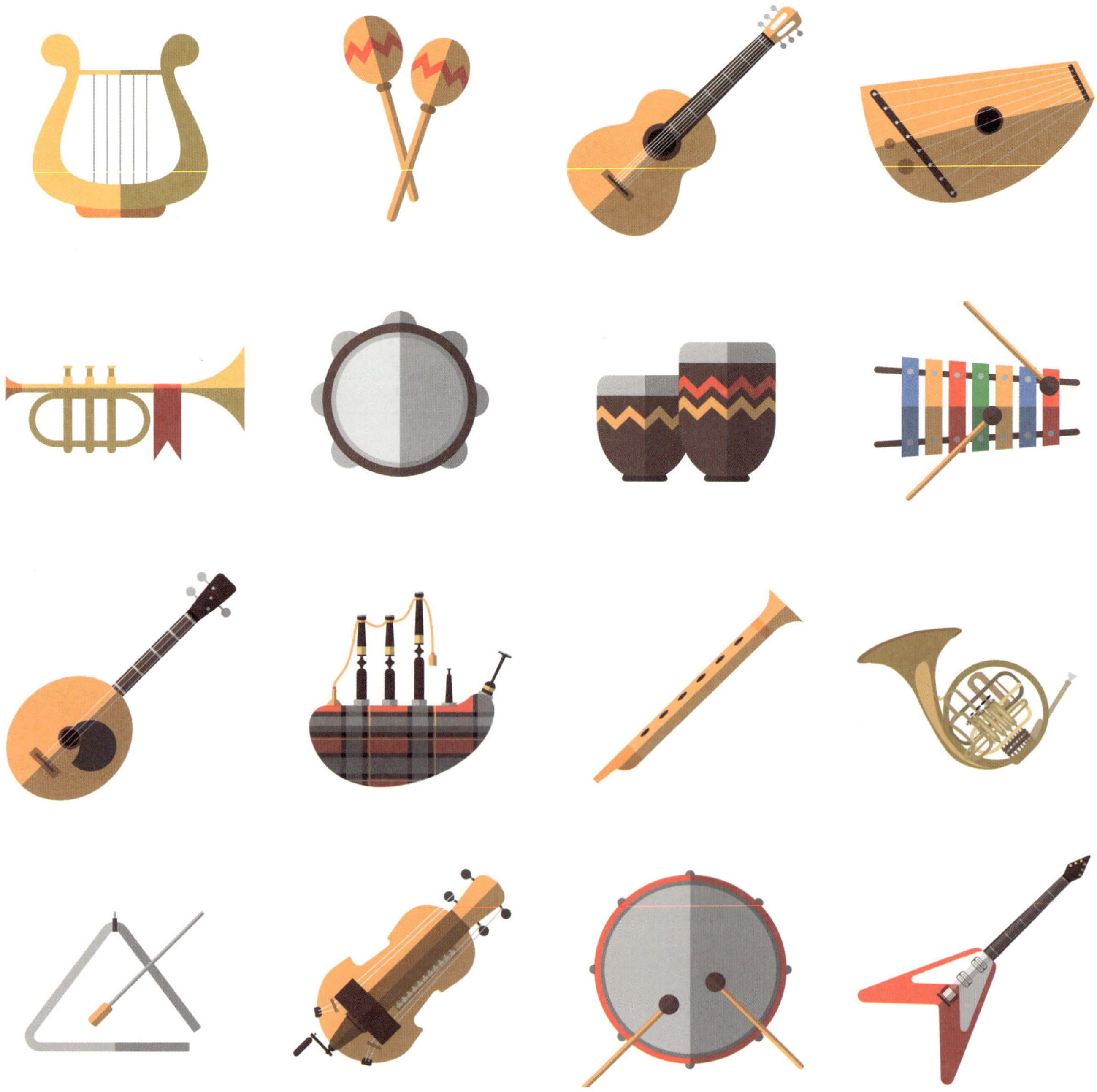

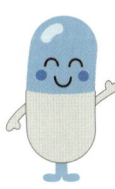 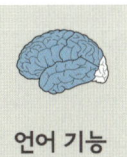 언어 기능

우리나라의 전통 놀이입니다. 그림을 보고 빈칸에 놀이 이름을 적어 보세요.

2일

날짜: ___년 ___월 ___일 ___요일   날씨: ___
시작 시각: ___시 ___분   마친 시각: ___시 ___분

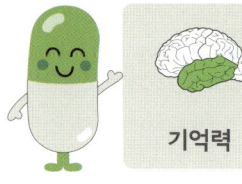 다음 4가지 도형을 순서대로 기억해 보세요.

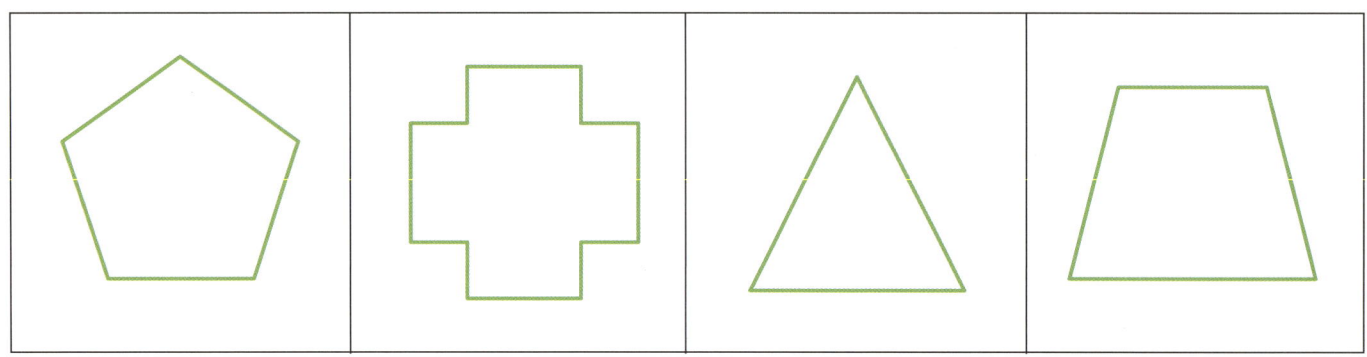

■ 기억한 위의 도형을 순서대로 빈칸에 그려 보세요.
　(위의 도형을 가리고 그려 보세요. 외우는 연습을 해 봅니다.)

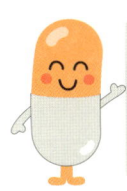 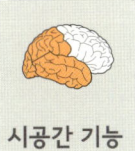

다음은 마을 지도입니다. 지도를 보면서, 문제를 차례대로 풀어 보세요.

1. 교회에 ○ 표시해 보세요.

2. 병원에 △ 표시해 보세요.

3. 교회와 병원 사이의 길을 따라 북쪽으로 사거리까지 선을 그어 보세요.

4. 그 사거리에서 왼쪽으로 돌아 두 블록 건너 삼거리가 나올 때까지 선을 그어 보세요.

5. 그 삼거리에서 오른쪽으로 돌아 북쪽으로 향할 때, 오른편에서 두 번째로 보이는 집에 ☆ 표시해 보세요.

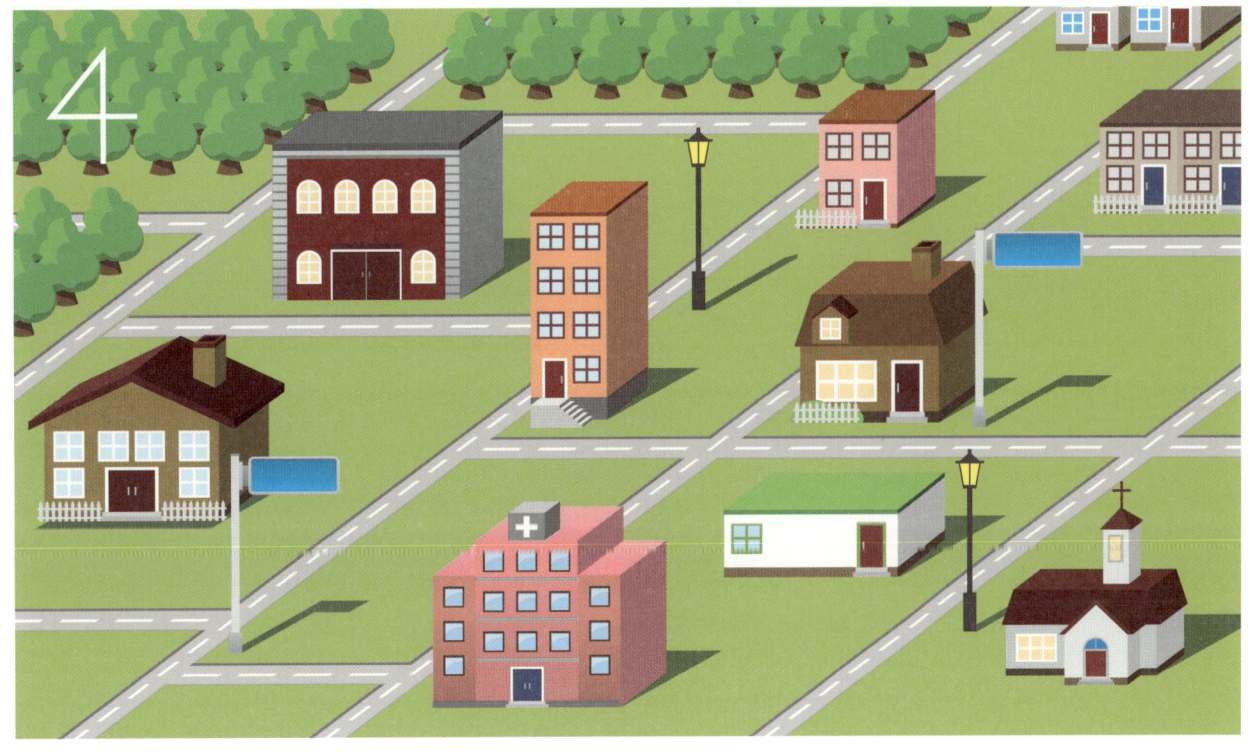

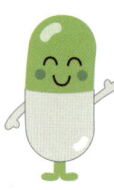 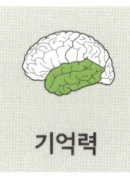 앞 장(26쪽)에서 기억한 4가지 도형을 모두 찾아 ○ 표시해 보세요.

기억력

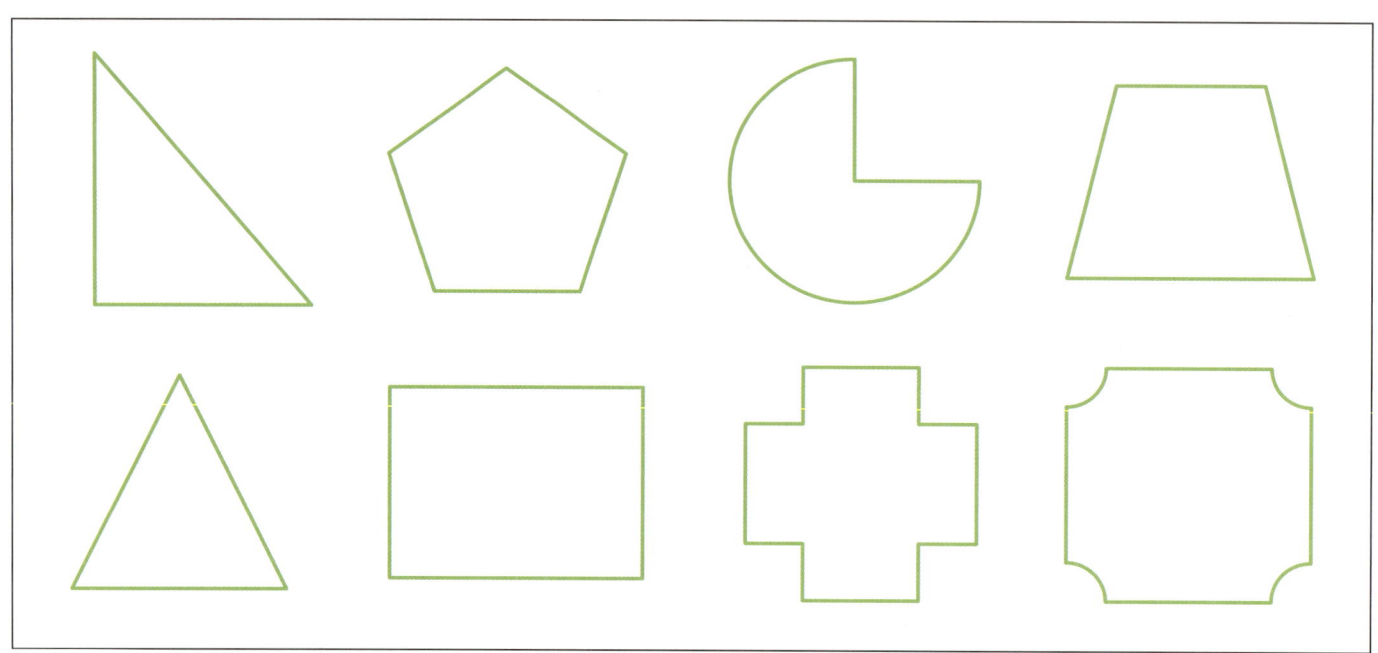

■ 앞 장(26쪽)에서 본 도형들을 빈칸에 순서대로 그려 보세요.

3일

날짜: ______년 ____월 ____일 ____요일 날씨: ______

시작 시각: ____시 ____분 마친 시각: ____시 ____분

주의력

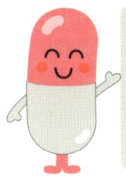

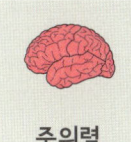

다음 도형들 가운데 ↘를 모두 찾아 ○ 표시하고, 보기 를 제외한 개수도 적어 보세요. (   ) 개

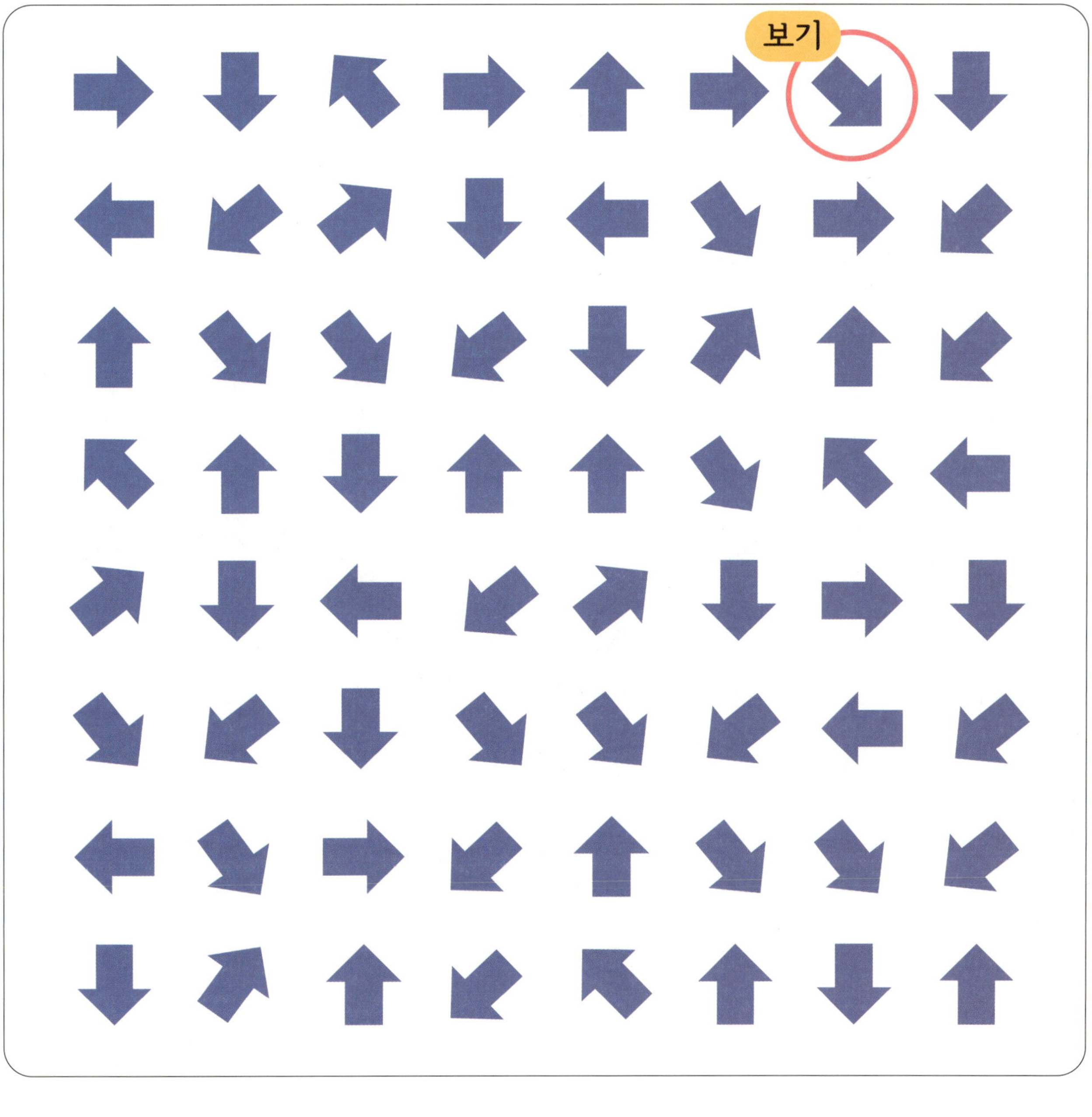

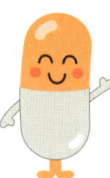 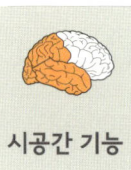

왼쪽의 시계를 보고 시각을 적어 보세요.

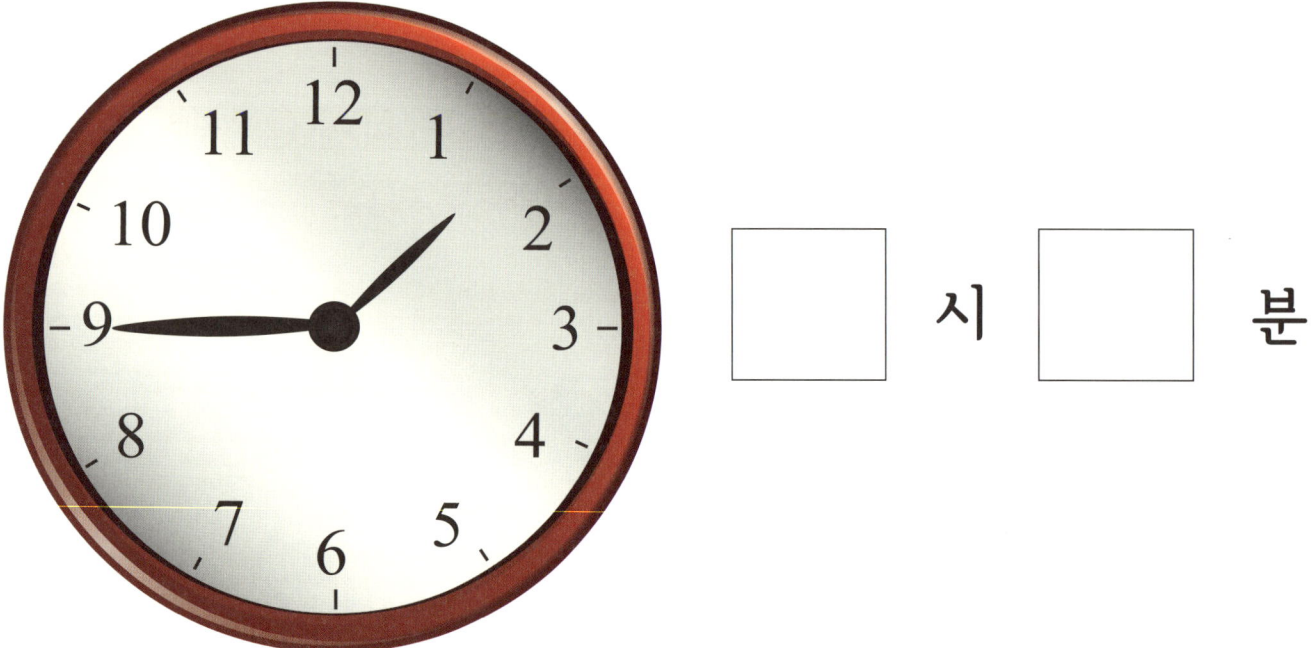

⬜ 시 ⬜ 분

🟧 아래의 시계와 똑같이 오른쪽에 그려 보세요.

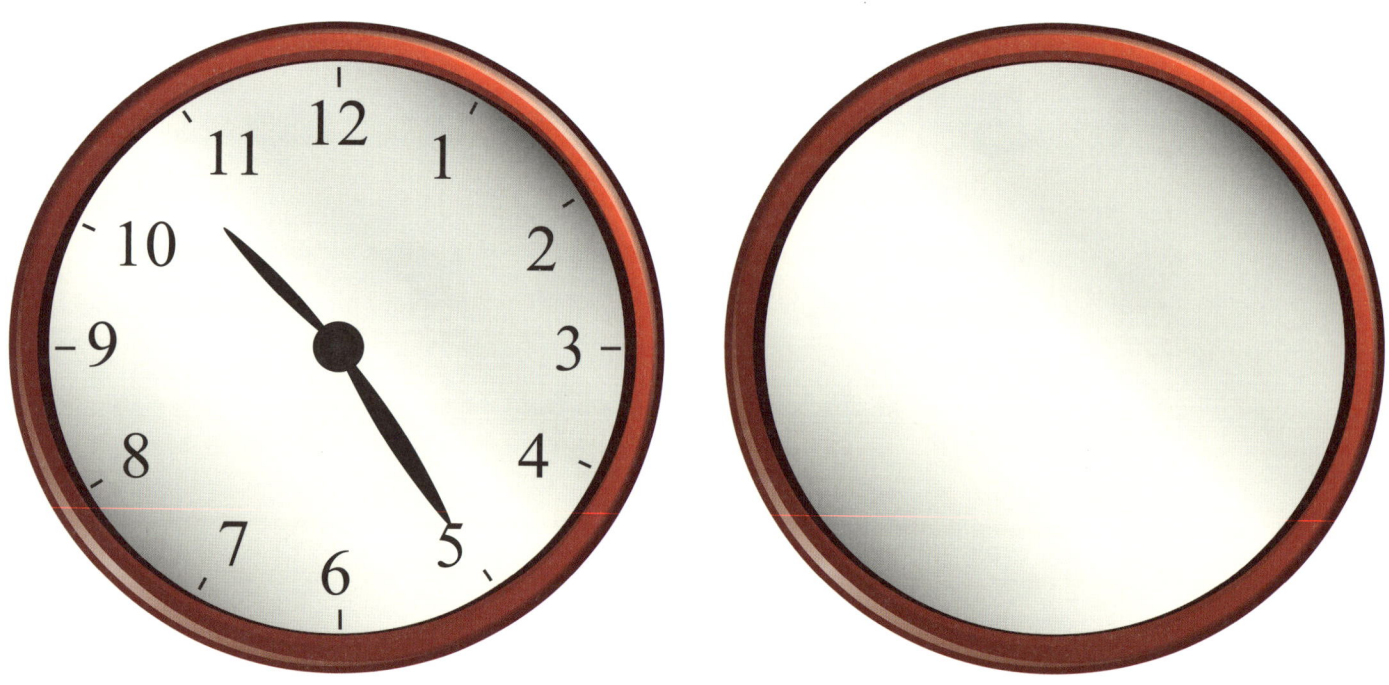

[기호-숫자]가 짝을 이루고 있습니다. 보기를 보고 빈칸에 기호와 짝이 되는 숫자를 찾아 적어 보세요.

보기

☀	🌳	✋	☂	⚽	🐢	🍎	☕	🦀
1	2	3	4	5	6	7	8	9

➡

☀	☂	🦀	☕	⚽	🍎	☀	🌳	🐢	☂	⚽	✋
1	4										

🐢	✋	☀	🌳	☂	☕	⚽	✋	☀	🦀	☂	🍎

⚽	☕	✋	🐢	🌳	🐢	☂	🌳	☀	🍎	🦀	⚽

✋	☂	🌳	🦀	🐢	🌳	☀	🍎	⚽	✋	🐢	☕

4일

날짜: ____년 ____월 ____일 ____요일   날씨: ____
시작 시각: ____시 ____분   마친 시각: ____시 ____분

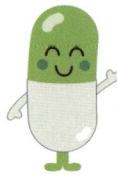 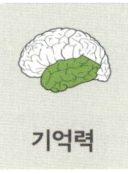

가족들이 놀이공원에서 즐거운 시간을 보내고 있습니다. 그림을 잘 기억해 두시고, 아래의 질문에 답해보세요.

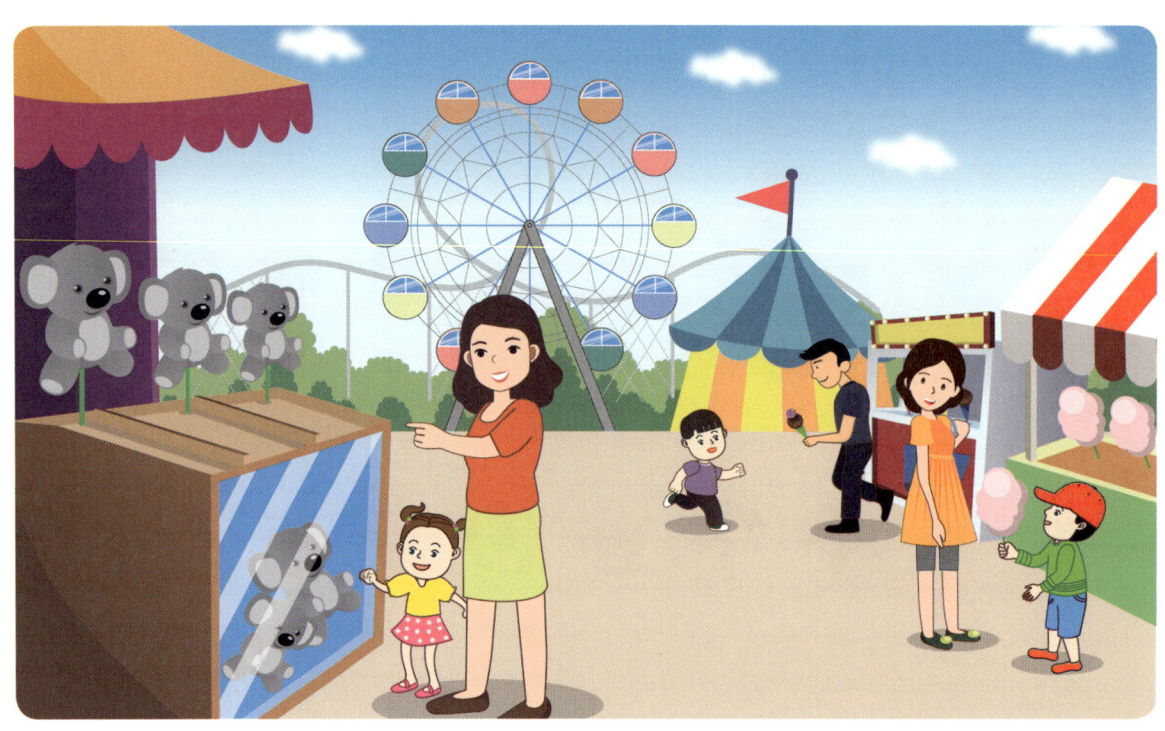

1. 노란 티셔츠를 입은 아이가 엄마에게 사 달라고 하는 것은 무엇인가요?
   ① 사탕　　　　　　② 코알라 인형　　　③ 모자

2. 빨간 모자를 쓴 아이가 있는 곳은 어느 가게 앞인가요?
   ① 햄버거 가게 앞　② 과일 가게 앞　　③ 솜사탕 가게 앞

3. 아빠와 함께 온 아이는 남자 아이인가요? 여자 아이인가요?
   ① 남자 아이　　　　② 여자 아이

＊문제를 풀면서 그림을 다시 한 번 잘 기억해 두세요.

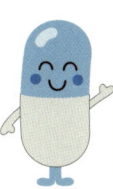 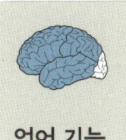

다음은 모두 가을과 관련된 단어들입니다. 초성을 보고 '가을' 하면 생각나는 것들을 떠올리면서 단어를 완성해 보세요.

1. ㄷㅍ놀ㅇ ➡ _____
2. 알ㄹㄷㄹ ➡ _____
3. ㅋㅅㅁㅅ ➡ _____
4. ㅈㅇ ➡ _____
5. ㅊㄱㅁ비 ➡ _____
6. ㄷ서 ➡ _____
7. ㅊ수 ➡ _____
8. 보ㄹㄷ ➡ _____
9. ㅎ과ㅇ ➡ _____
10. ㅎ가ㅇ ➡ _____

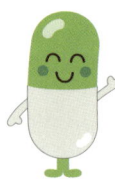 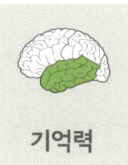 기억력

앞 장(32쪽)에서 본 놀이공원 그림을 떠올려 보세요. 아래 그림에서 이전과 달라진 부분을 모두 찾아 ○ 표시해 보세요.

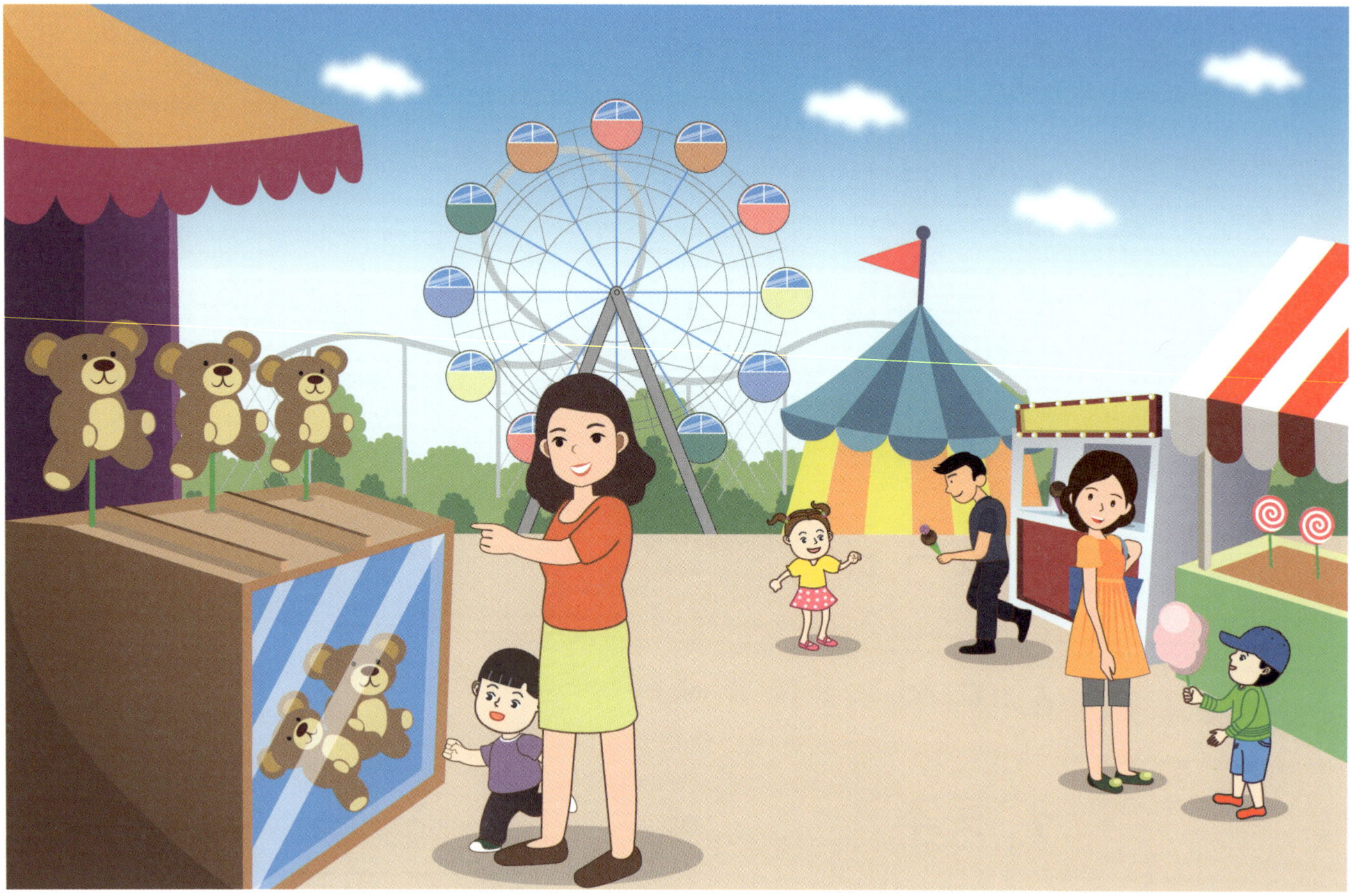

✷ 기억이 나지 않는다고 바로 앞 장으로 돌아가 확인하지 마시고, 최대한 스스로의 힘으로 찾아보세요!
✷ 미리 포기하지 마세요!

5일

날짜: _____년 ___월 ___일 ___요일 날씨: _____
시작 시각: ___시 ___분   마친 시각: ___시 ___분

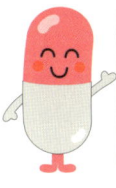 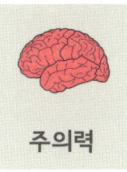

보기 와 똑같은 카드를 아래에서 모두 찾아 ○ 표시해 보세요.

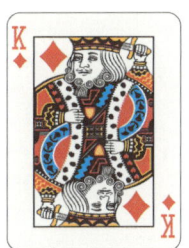

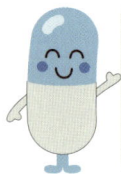 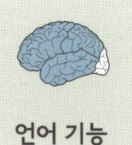 왼쪽 그림을 보고, 빈칸에 들어갈 적절한 말을 보기 에서 찾아 적어 보세요.

보기

위, 앞, 안, 뒤, 아래

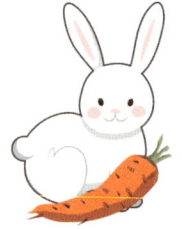

1. 토끼 (   )에 당근이 있어요.

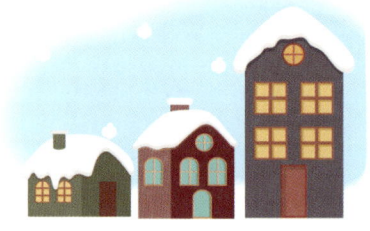

2. 지붕 (   )에 눈이 쌓였네요

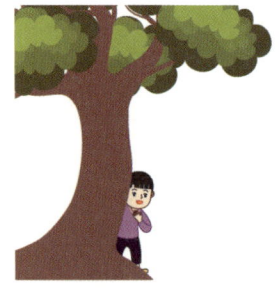

3. 아이가 나무 (   )에 숨어 있어요.

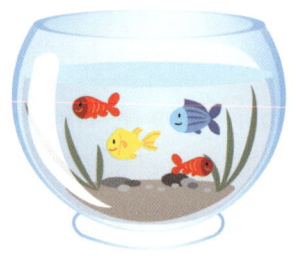

4. 물고들이 어항 (   )에서 헤엄을 치고 있어요.

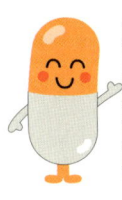 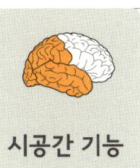 시공간 기능

다음 손 그림 가운데 오른손을 모두 찾아 ○ 표시해 보세요.

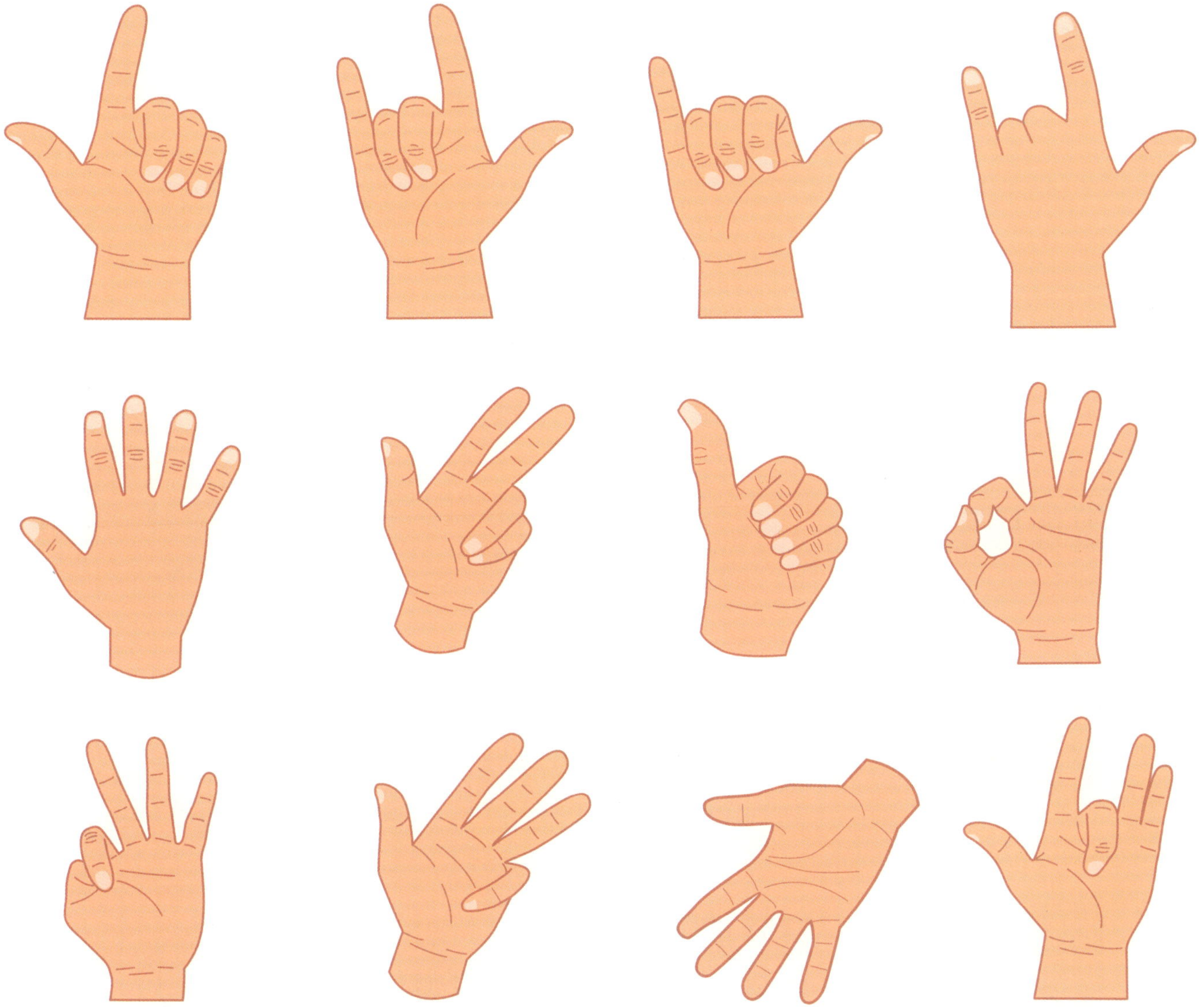

6일

날짜: ____년 ____월 ____일 ____요일 날씨: ____
시작 시각: ____시 ____분 마친 시각: ____시 ____분

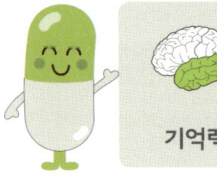

다음은 윷놀이 표입니다. 윷 모양, 규칙, 그리고 '도, 개, 걸, 윷, 모'의 상징 동물을 적었습니다. 표를 잘 보고 내용을 기억해 두세요.

윷 모양		규칙	상징 동물
도		앞으로 한 칸 이동	돼지
개		앞으로 두 칸 이동	개
걸		앞으로 세 칸 이동	양
윷		앞으로 네 칸 이동 윷을 한 번 더 던질 수 있음	소
모		앞으로 다섯 칸 이동 윷을 한 번 더 던질 수 있음	말

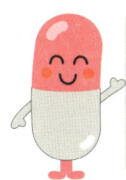 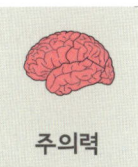 숫자들이 배열되어 있습니다. 보기 와 같이
1 다음에 5가 오는 것을 모두 찾아 ○ 표시해 보세요.

보기

①5 2 7 9 0 3 5 1 5 3 5 7 4 9 5 2
3 5 0 1 5 2 7 4 6 9 0 1 5 1 8 0 3
6 9 0 1 5 1 8 0 3 1 4 1 5 2 0 9 4
9 0 3 5 1 5 3 5 1 5 6 0 2 2 7 5 4
3 5 0 1 5 2 3 3 6 8 0 4 1 5 7 3 2
7 4 6 9 0 1 5 1 1 6 7 3 3 9 1 8 0
5 4 5 1 5 6 0 2 2 7 5 4 7 0 1 1 2
5 2 3 3 6 8 0 4 1 5 7 4 1 7 1 9 0
3 5 0 1 1 5 2 7 4 6 0 4 7 7 2 1 1

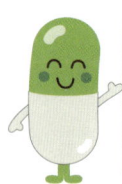 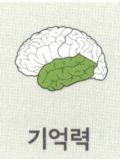

앞 장(38쪽)에서 기억한 윷놀이 표를 떠올려 보세요. 윷 모양, 규칙 그리고 상징 동물을 알맞게 연결해 보세요.

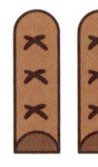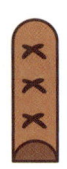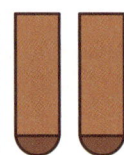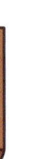   •   앞으로 네 칸 이동 (윷을 한 번 더 던질 수 있음)   •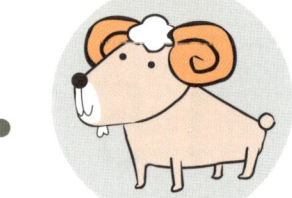

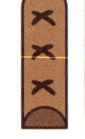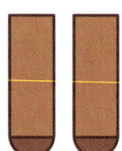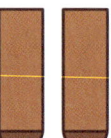   •   앞으로 한 칸 이동   •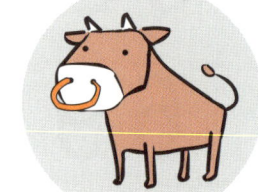

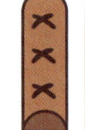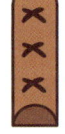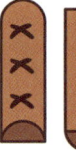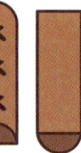   •   앞으로 두 칸 이동   •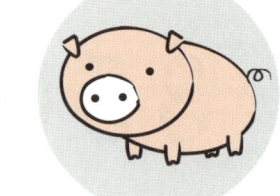

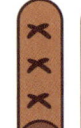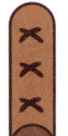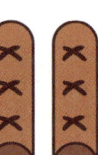   •   앞으로 세 칸 이동   •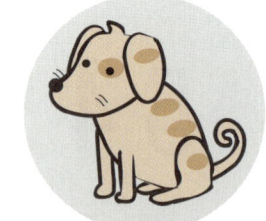

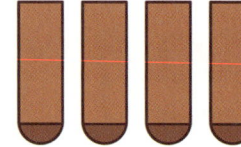   •   앞으로 다섯 칸 이동 (윷을 한 번 더 던질 수 있음)   •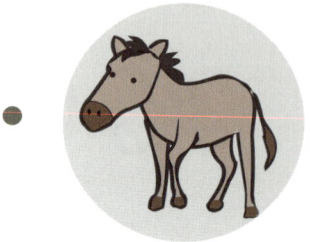

7일

날짜: _____년 ___월 ___일 ___요일   날씨: ___
시작 시각: ___시 ___분   마친 시각: ___시 ___분

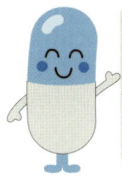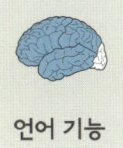
언어 기능

다음 표에는 가로 방향 또는 세로 방향에 주방용품과 관련된 단어가 10개 숨어 있습니다. 모두 찾아서 ○ 표시해 보세요.

간	렌	두	돌	이	오	말	통
의	주	지	더	과	도	양	행
자	걱	프	마	지	후	크	주
말	이	라	고	늘	냄	비	랭
톤	추	이	숟	부	지	조	무
쟁	장	팬	가	판	이	도	마
반	도	시	락	통	소	리	오
구	두	탈	고	박	거	품	기

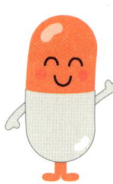 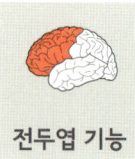 전두엽 기능

다음 그림의 ? 자리에 들어갈 그림 조각을 찾아보세요.

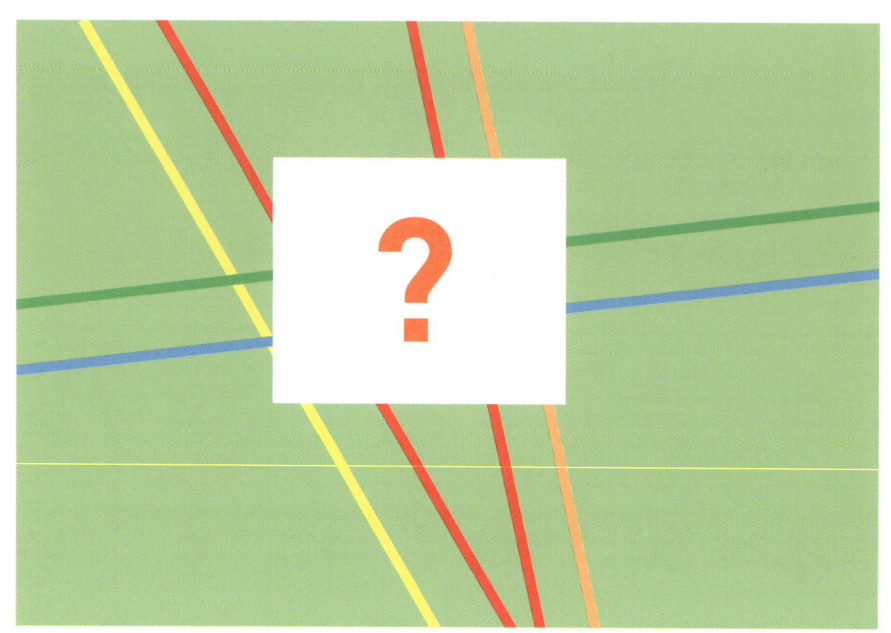

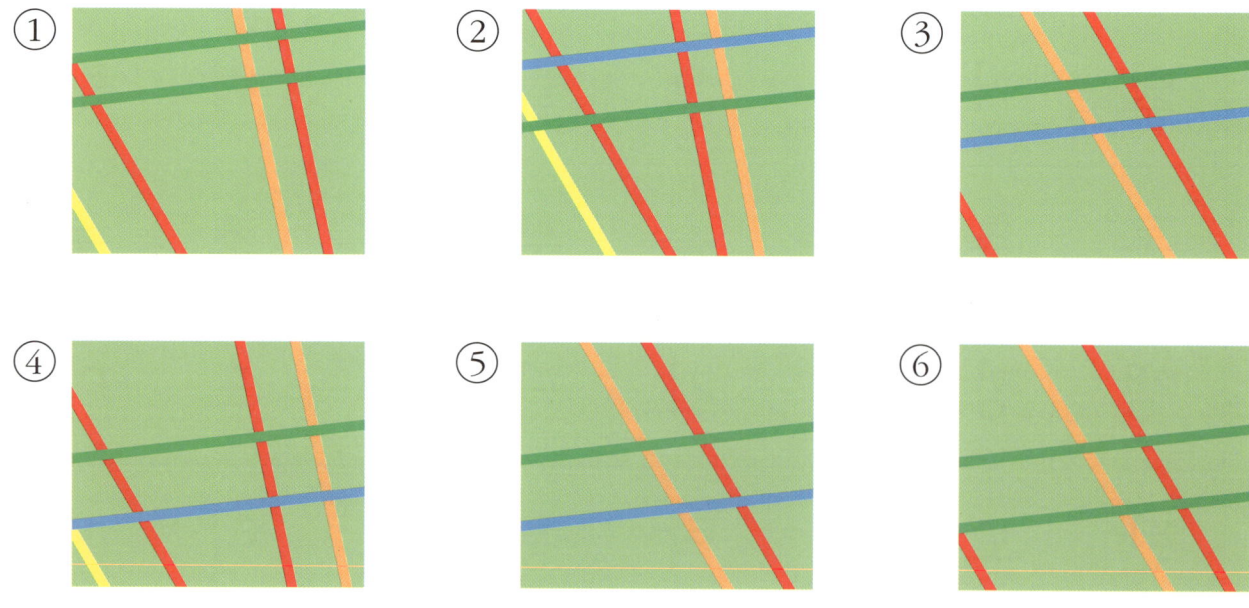

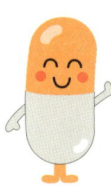 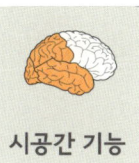 사과의 크기가 큰 것부터 순서대로 빈칸에 번호를 적어 보세요.

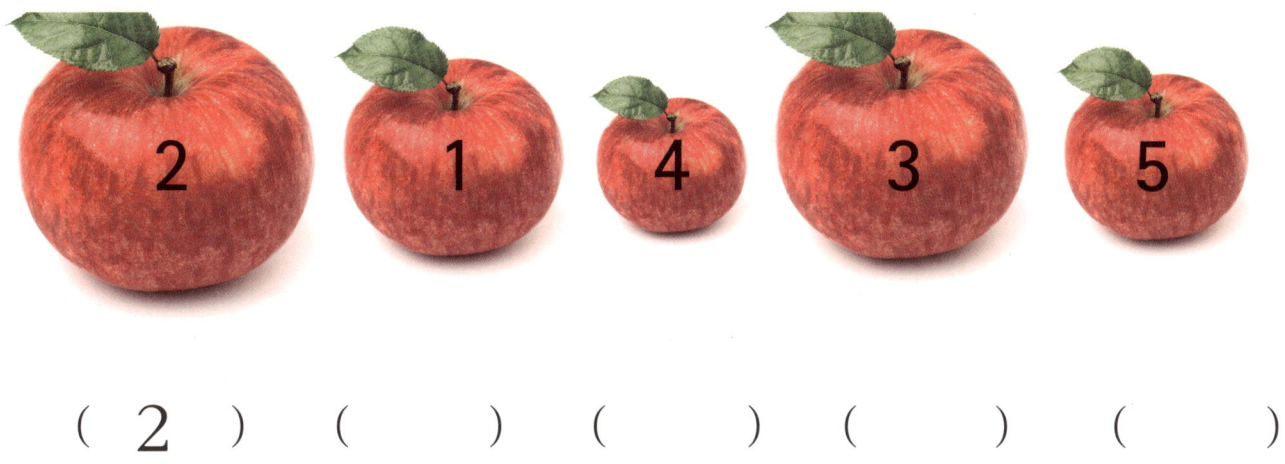

(2)   (   )   (   )   (   )   (   )

컵 속 물의 양이 적은 것부터 순서대로 빈칸에 번호를 적어 보세요.

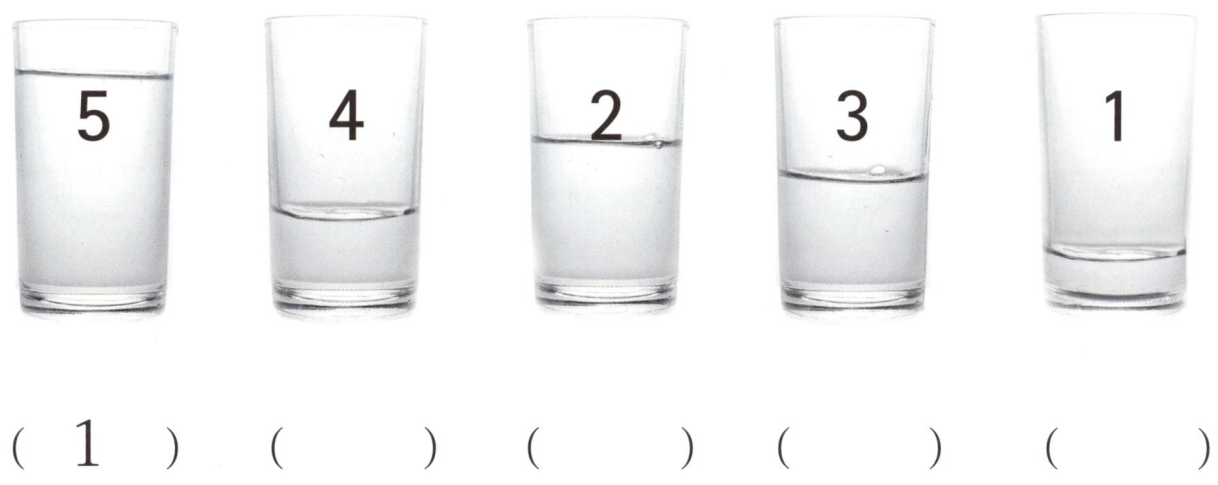

(1)   (   )   (   )   (   )   (   )

8일

날짜: ____년 ____월 ____일 ____요일 날씨: ____
시작 시각: ____시 ____분 마친 시각: ____시 ____분

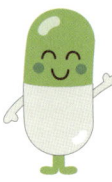 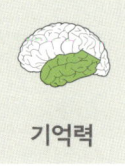
기억력

다음 그림은 장난감 수납장입니다. 수납장 안에 있는 장난감들의 위치와 종류를 잘 기억해 두세요.

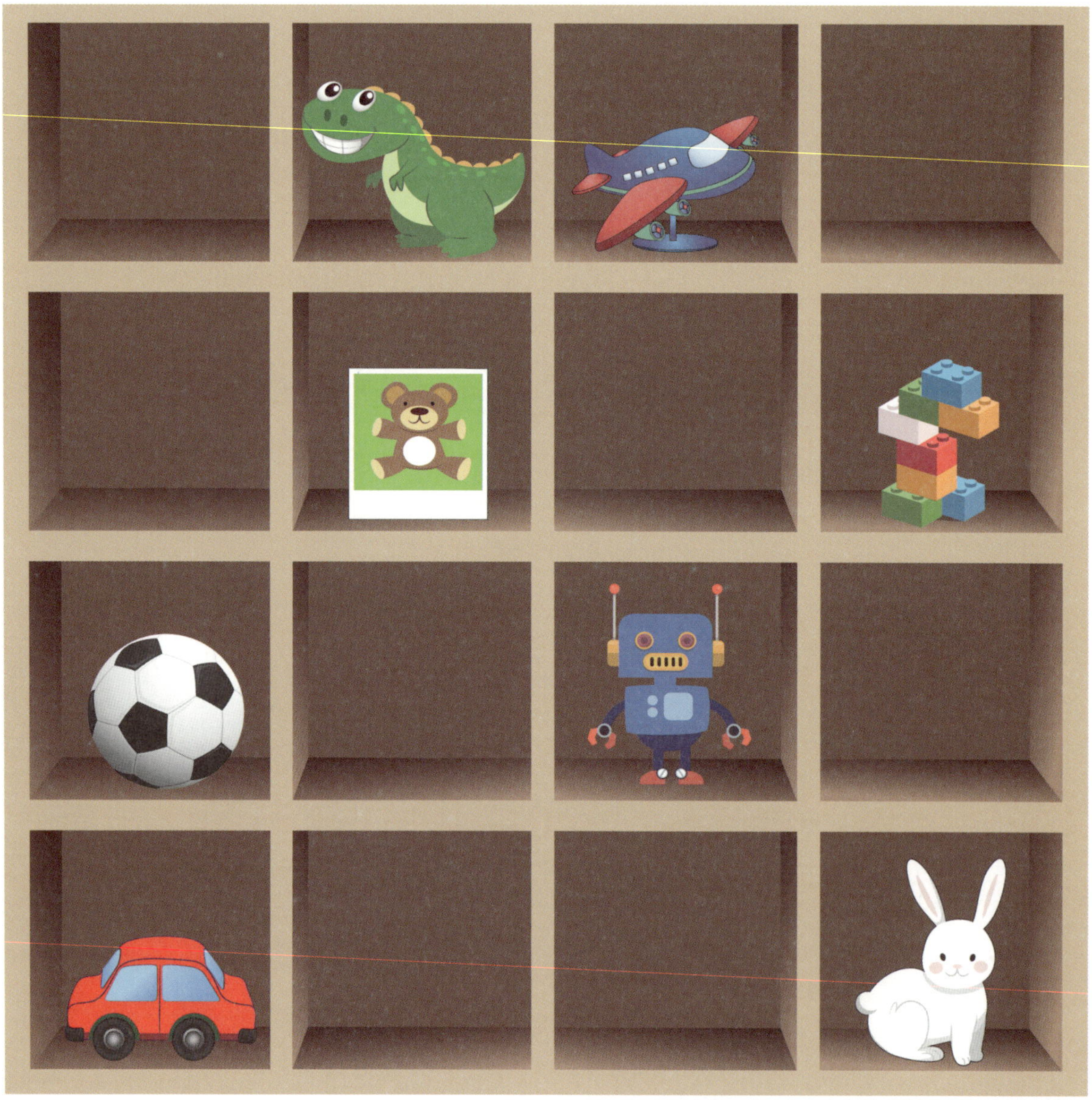

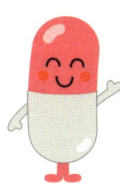 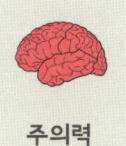

숫자가 규칙적으로 나열되어 있습니다. 보기를 참고하여 빈칸을 채워 보세요. 검은색 칸은 건너뛰고, 흰색 칸에 알맞은 숫자를 적어 보세요.

보기

| 3 | 6 | 9 | 3 | | | 9 | | | 6 | 9 | |

1.

2.

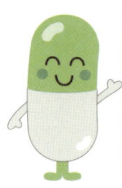 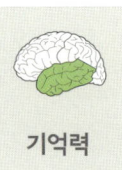

기억력

앞 장(44쪽)에서 기억한 장난감 수납장을 떠올리며, 빈칸에 장난감의 번호를 적어 보세요.

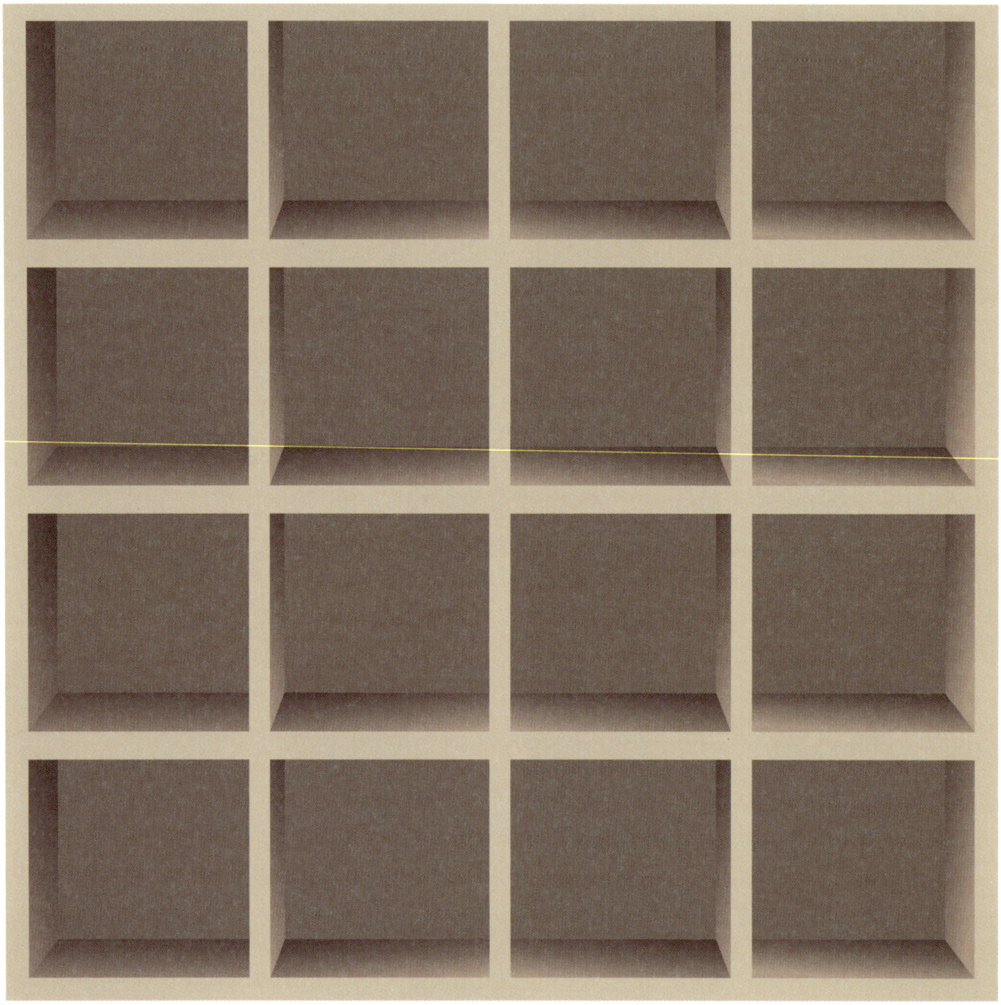

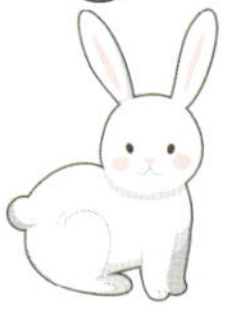

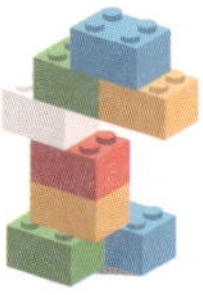

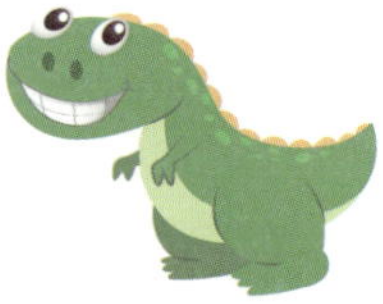

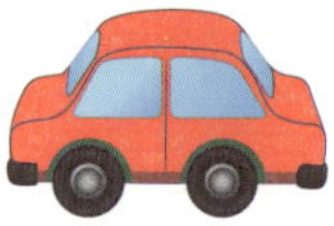

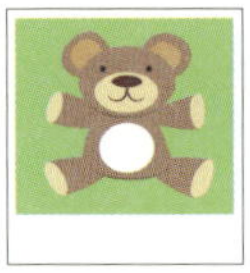

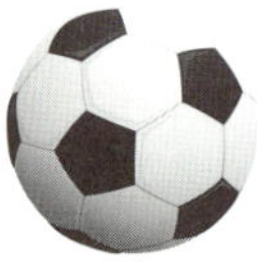

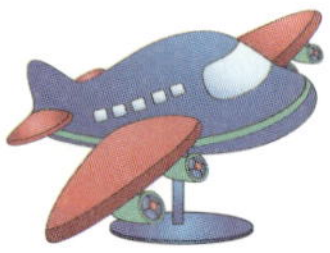

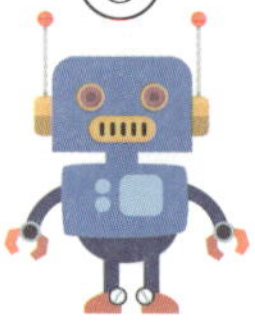

9일

날짜: _____ 년 ___ 월 ___ 일 ___ 요일   날씨: _____
시작 시각: ___ 시 ___ 분   마친 시각: ___ 시 ___ 분

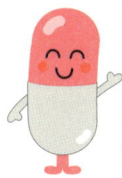 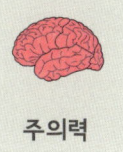

다음 중 **C**를 모두 찾아 ○ 표시하고, **C** 개수를 세어 적어 보세요. (   )개

D	F	C	G	D	Q	S
M	P	D	C	O	R	C
C	W	E	A	L	M	N
Q	D	C	F	G	H	I
W	C	C	D	L	I	J
E	T	Y	C	G	J	P
Q	L	M	N	V	C	C
K	H	S	Z	C	Q	O
R	Y	C	O	L	B	Z
U	C	X	E	R	C	P

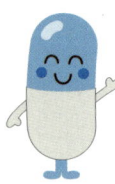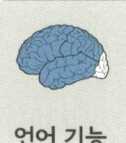

다음 표에는 '넥타이', '치마'를 포함하여, 의복과 관련된 단어가 가로 또는 세로 방향에 숨어 있습니다. 보기 2개를 제외한 12개를 모두 찾아서 ◯ 표시해 보세요.

자	켓	동	원	피	스	산	티	셔	츠
개	시	치	고	장	구	속	리	가	지
일	넥	타	이	문	백	래	랑	모	고
암	공	진	갈	불	여	조	끼	산	냉
이	해	패	딩	양	안	송	식	하	스
채	바	목	도	리	치	포	홍	박	웨
라	지	재	사	천	마	만	양	두	터
뱅	요	흥	실	제	통	허	말	살	달
랑	유	와	이	셔	츠	하	와	미	영
팬	티	원	히	박	서	뭉	코	트	초

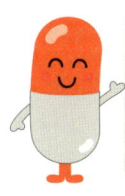 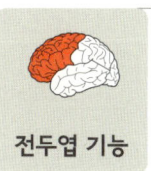

다음 그림의 순서를 잘 보고, 질문에 답해 보세요.

1. ?에는 무엇이 들어갈까요?

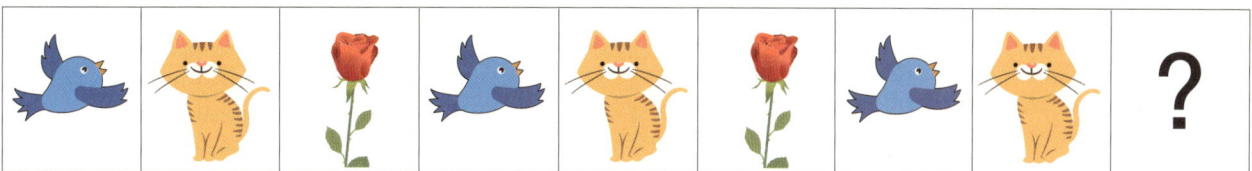

① 새   ② 고양이   ③ 꽃

2. ?에는 무엇이 들어갈까요?

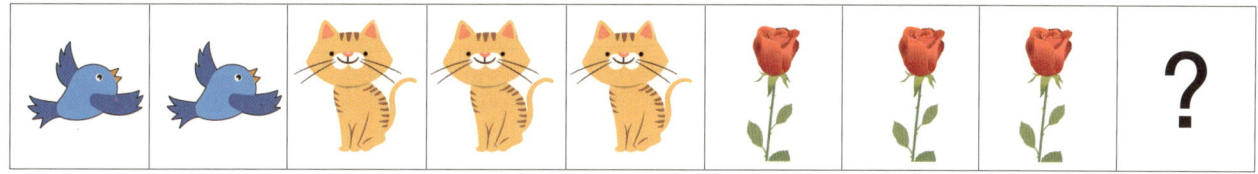

① 새   ② 고양이   ③ 꽃

3. ?에는 무엇이 들어갈까요?

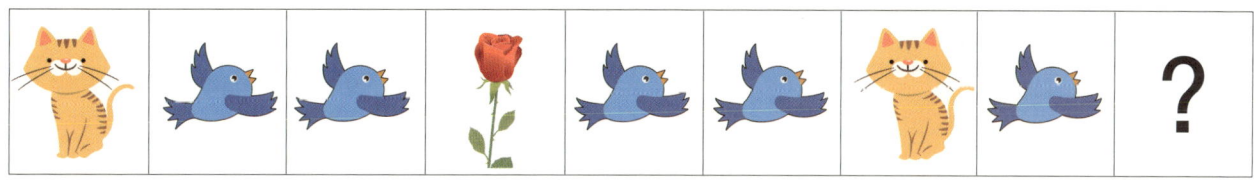

① 새   ② 고양이   ③ 꽃

10일

날짜: ____년 ____월 ____일 ____요일   날씨: ____
시작 시각: ____시 ____분   마친 시각: ____시 ____분

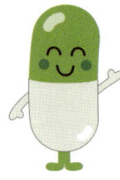 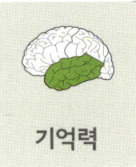
기억력

다음 단어들을 보고, 아래 칸에 그림을 그려 보세요.
잘 그리지 않아도 좋으니, 자유롭게 그려 보세요.

사과	별	모자

숟가락	부채	파

다 그리셨다면, 6개의 단어를 잘 외워 두세요!

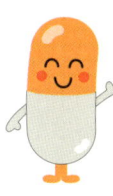 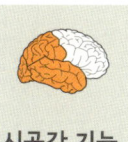

검은색 구슬과 흰색 구슬이 일정한 순서대로 정렬되어 있습니다. 위의 그림과 똑같아지도록 아래에 구슬을 그려 보세요.

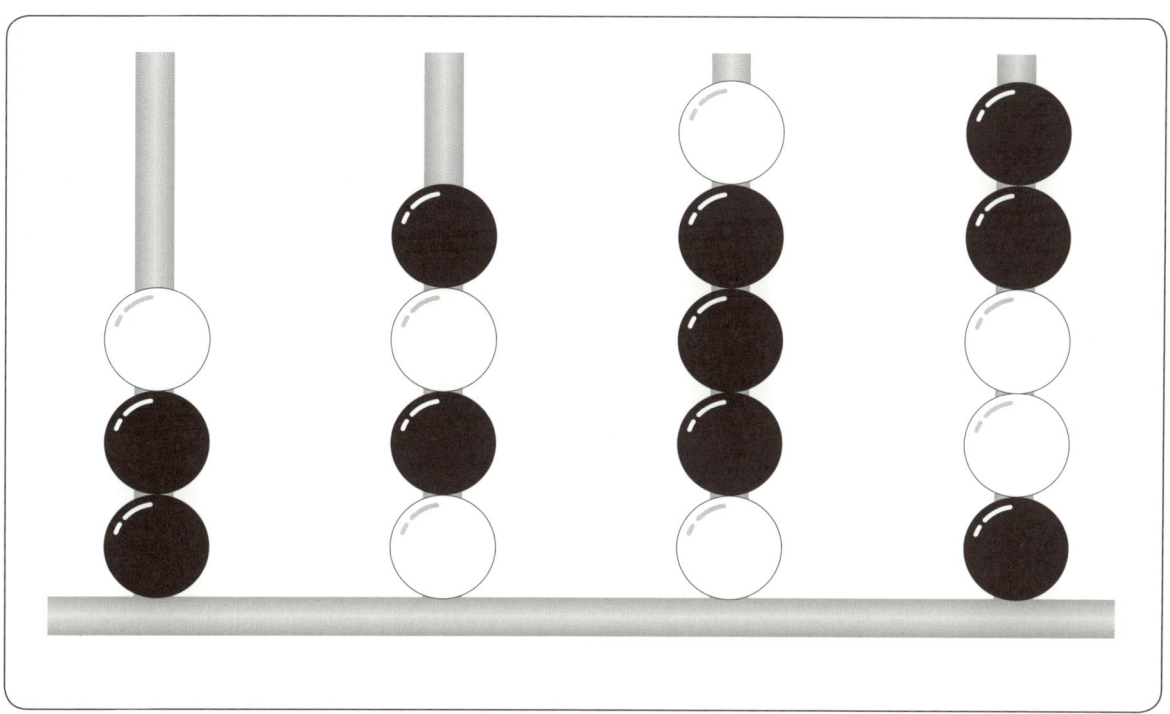

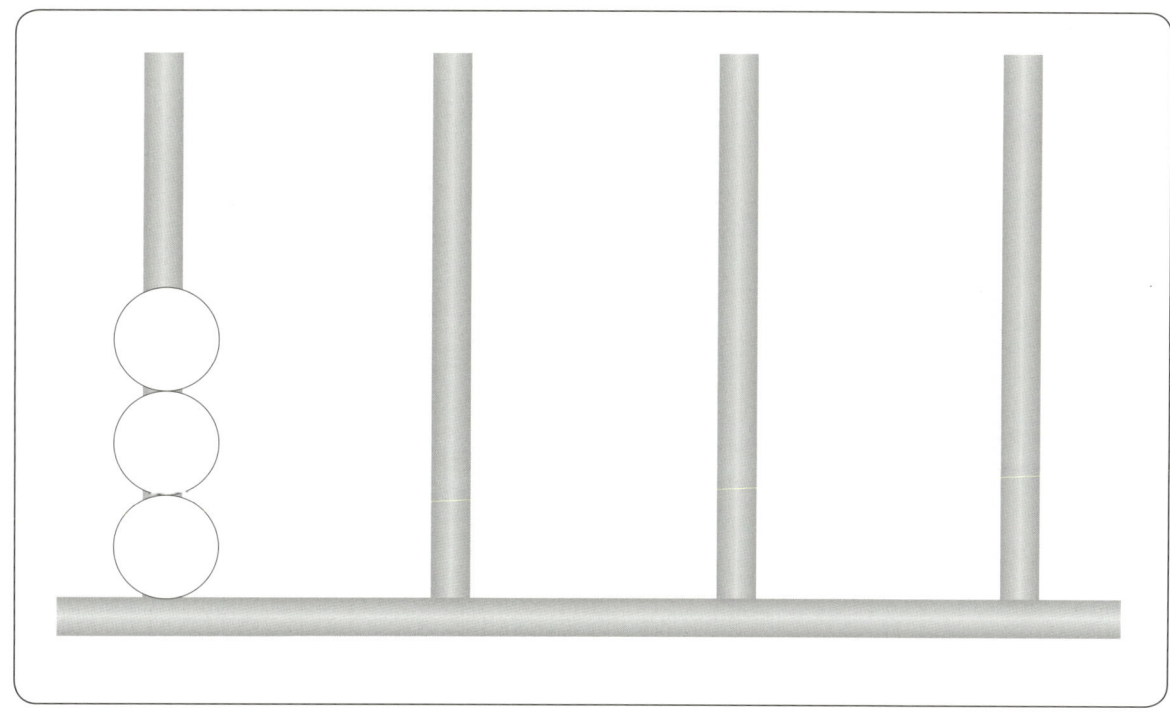

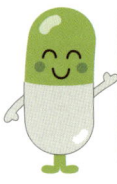 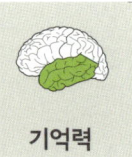 앞 장(50쪽)에서 6개의 단어를 그리면서 외웠습니다. 6개의 단어가 무엇이었는지 기억나는 대로 적어 보세요.

■ 다 적지 못해도 괜찮습니다. 혹시 단어를 잊어버렸다면 기억을 떠올릴 수 있도록 힌트를 드리겠습니다. 힌트를 보고, 다시 한 번 6개의 단어를 적어 보세요.

과일의 한 종류	스스로 빛을 내는 천체	의류의 한 종류

주방용품의 한 종류	여름에 사용하는 물건	채소의 한 종류

11일

날짜: _____년 ___월 ___일 ___요일   날씨: ___
시작 시각: ___시 ___분   마친 시각: ___시 ___분

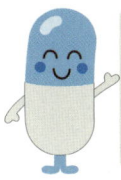 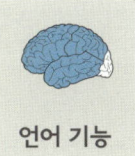

그림과 문장이 일치하도록, 단어들을 순서대로 선으로 연결해 보세요.

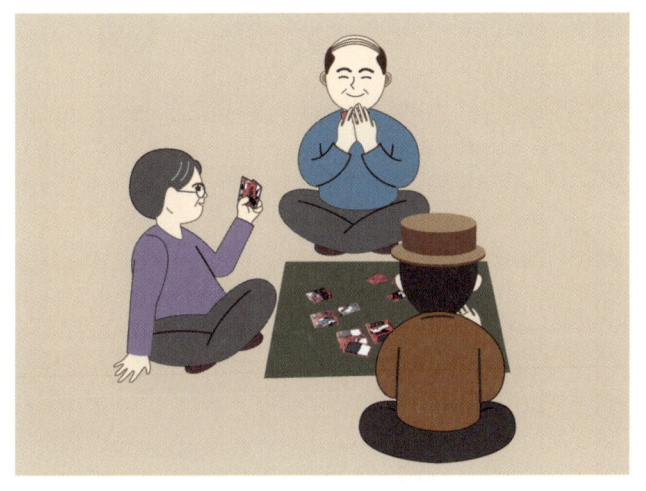 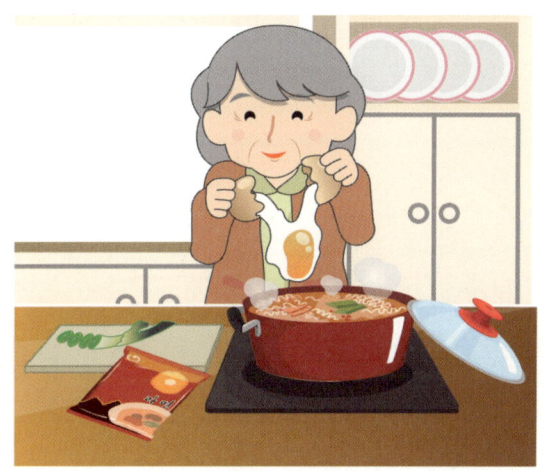

할아버지들이 •   • 할머니가

라면을 •   • 고스톱을

치고 있습니다 •   • 끓이고 있습니다

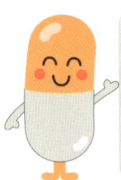 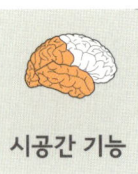

자동차로 주차장까지 가려고 합니다. 주차장으로 이어지는 길을 찾아 선으로 연결해 보세요.

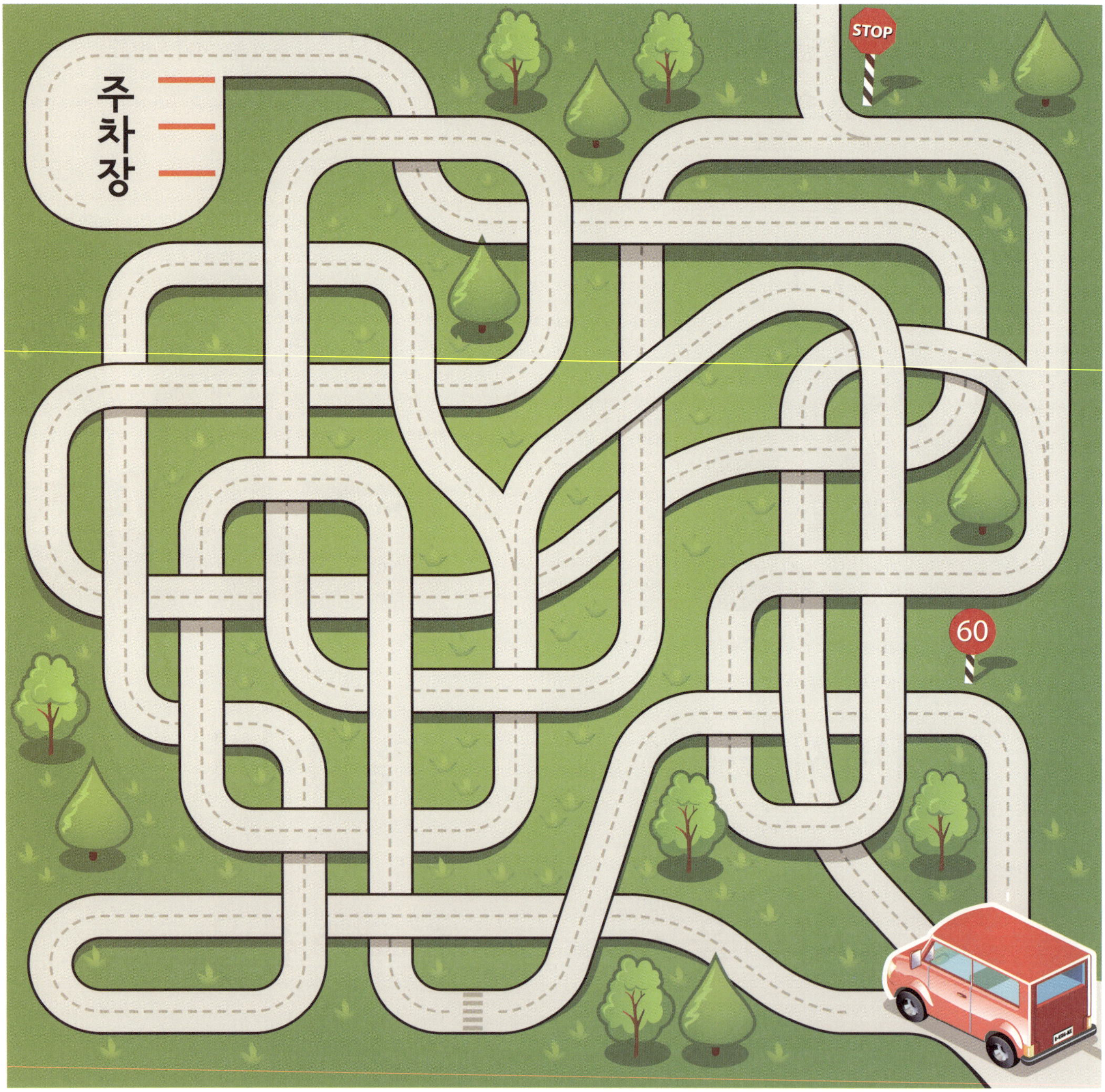

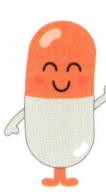 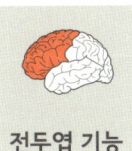 전두엽 기능

양궁 단체전 경기가 벌어지고 있습니다. 이제 B팀이 마지막 화살을 쏠 차례입니다. B팀은 최소한 어느 색 과녁을 맞추면 승리하게 될까요?

(　　　　) 색

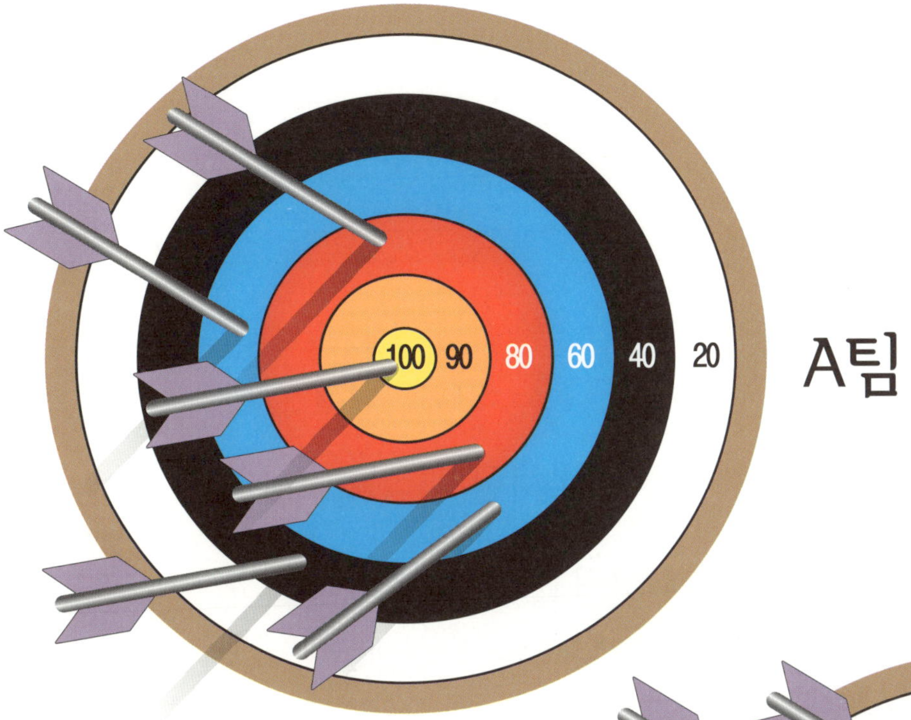

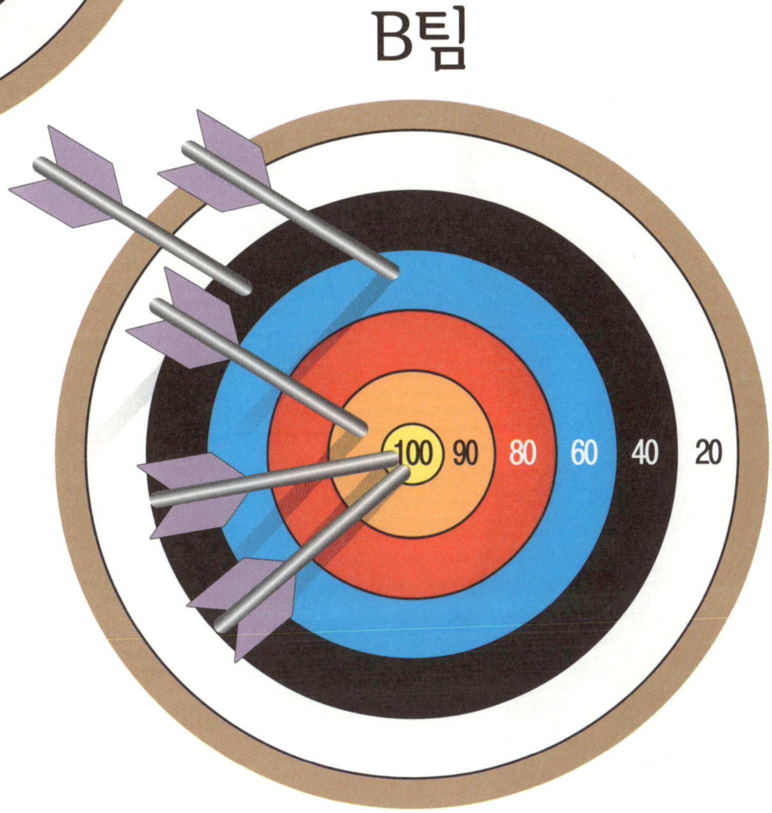

12일

날짜: ____년 ____월 ____일 ____요일 날씨: ____
시작 시각: ____시 ____분 마친 시각: ____시 ____분

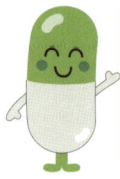 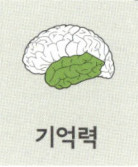 다음은 이진주 씨의 이력서입니다.
기억력 이력서를 잘 보고 내용을 기억해 두세요.

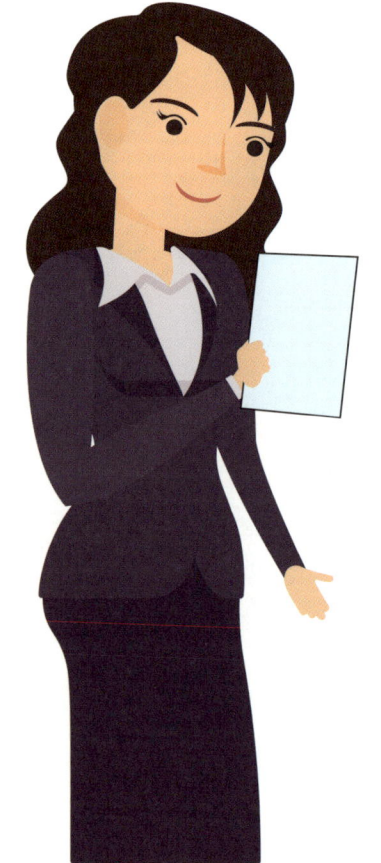

이름	이진주
생년월일	1988년 3월 5일
주소	인천시 서구 백석동
학력사항	2004년 허원고등학교 졸업 2013년 허원대학교 회계학과 졸업
자격사항	회계관리 1급, 컴퓨터활용능력 2급
경력사항	2014-2015 인천시청 세무회계팀 2015-2017 재능대학병원 세무회계팀

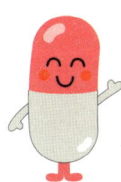
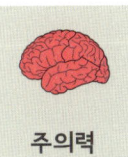

주의력

다음 연산 문제를 풀어 보세요.

| 45 + 31 = | 24 + 34 = | 25 + 63 = | 75 + 12 = | 61 + 24 = |

| 16 + 83 = | 14 + 52 = | 21 + 23 = | 74 + 21 = | 35 + 34 = |

| 61 + 29 = | 42 + 39 = | 13 + 29 = | 28 + 42 = | 54 + 28 = |

| 24 + 37 = | 33 + 47 = | 55 + 39 = | 16 + 77 = | 18 + 38 = |

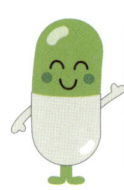 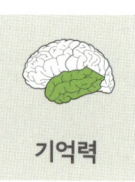

앞 장(56쪽)에서 본 이진주 씨의 이력서를 떠올리며, 아래 문제를 풀어 보세요.

1. 진주 씨가 사는 곳은 어디인가요?

① 서울　　② 천안　　③ 인천　　④ 부산

2. 진주 씨의 대학교 전공은 무엇인가요?

① 회계학과　② 경제학과　③ 정치학과　④ 수학과

3. 진주 씨는 몇 개의 자격증을 가지고 있나요?
(　　　) 개

4. 진주 씨가 이전에 일한 곳은 어디인가요?

① 서울시청　　　② 허원병원
③ 평생교육원　　④ 재능대학병원

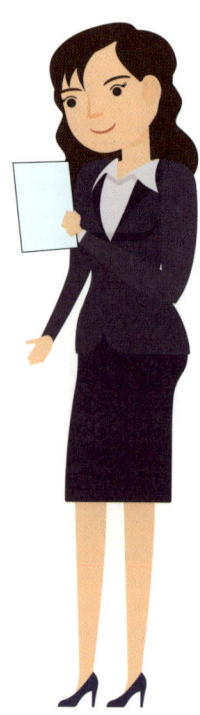

13일

날짜: ____년 ____월 ____일 ____요일 날씨: ____
시작 시각: ____시 ____분   마친 시각: ____시 ____분

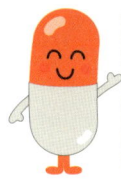 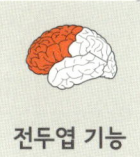
전두엽 기능

다음은 도형과 숫자로 이루어진 연산 문제입니다.
? 에 어떤 숫자가 들어갈지 알아맞혀 보세요.

■(남) = ■(주) × 2

■(초) − ■(남) = ■(주)

■(초) = ■(주) × **?**
( )

●(주) + ●(남) = ●(초)

●(남) + 3 = ●(주)

●(초) = ●(남) × **?** + **?**
( ) ( )

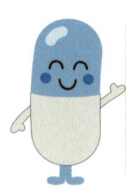 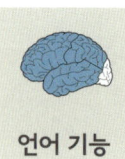 제시하는 초성으로 시작하는 단어들을 5개 이상씩 적어 보세요.

ㄱ ㅁ

가뭄

ㅇ ㄹ

오리

ㅍ ㅅ

포수

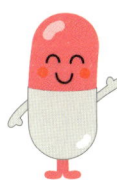 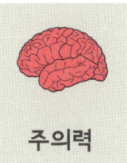

주의력

과일의 개수를 세어 연산 문제를 풀어 빈칸에 들어갈 숫자를 적어 보세요.

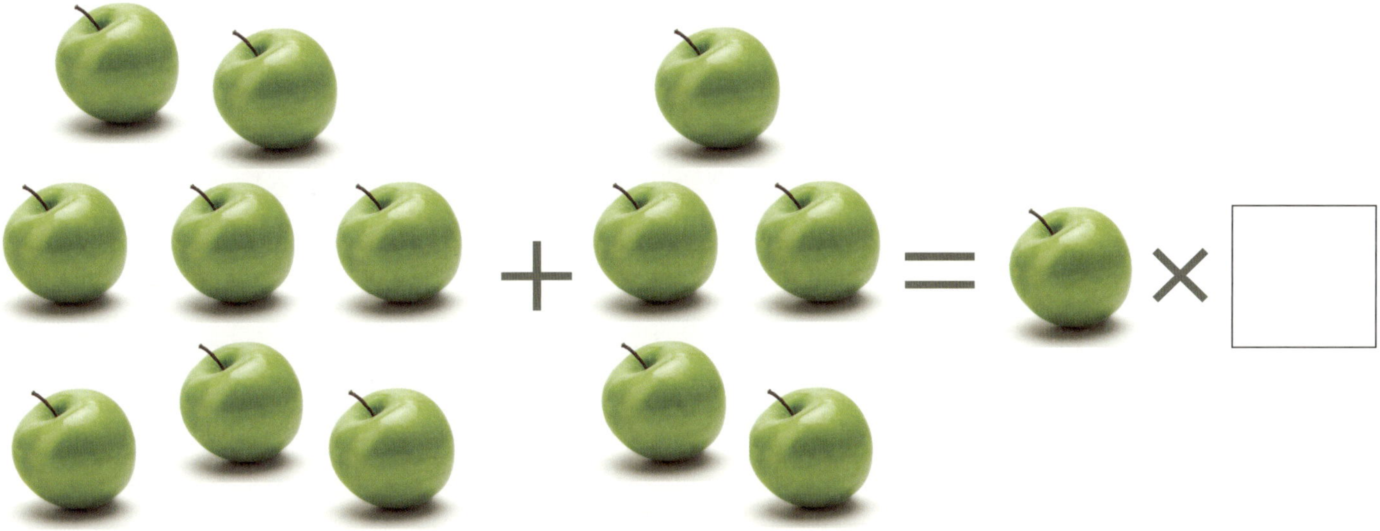

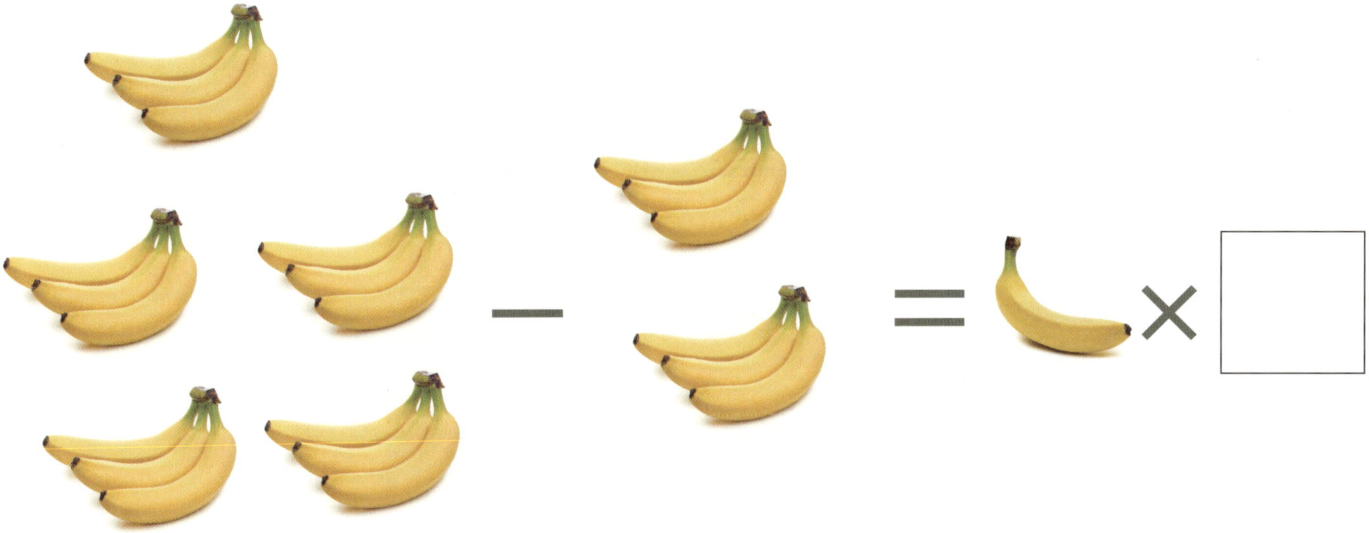

14일

날짜: ___년 ___월 ___일 ___요일   날씨: ___
시작 시각: ___시 ___분   마친 시각: ___시 ___분

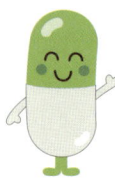 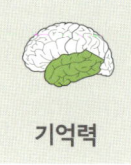
기억력

다음 글과 사진을 잘 보고 내용을 기억해 두세요.

나라마다 역사와 문화에 따라서 고유한 양식의 신전이 있다. 이집트 카르나크 신전, 잉카 마추픽추 태양 신전, 그리스 파르테논 신전, 로마의 판테온, 중국의 천단 등을 예로 들 수 있다.

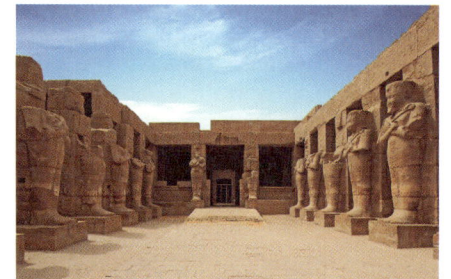
이집트 카르나크 신전

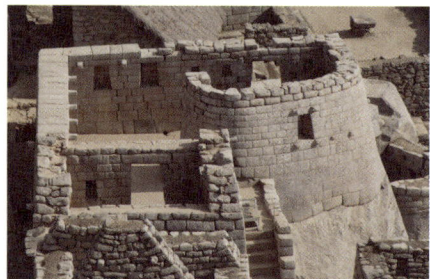
잉카 마추픽추 태양 신전

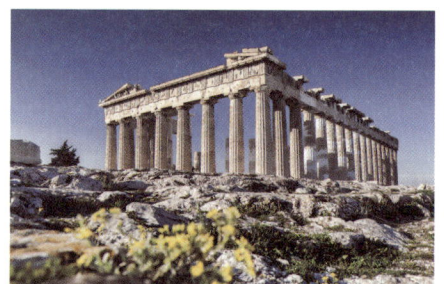
그리스 파르테논 신전

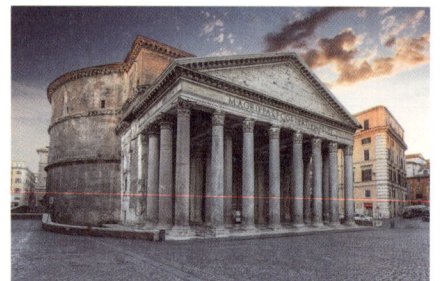
로마의 판테온

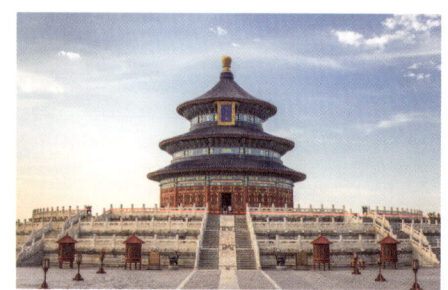
중국의 천단

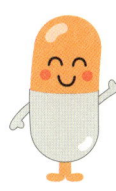 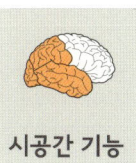 시공간 기능

감나무에 열린 감을 따려고 합니다. 높이가 제각각인 감을 따려면, 각각 어떤 나무 막대기를 사용하는 것이 적합할지 괄호 안에 적어 보세요.

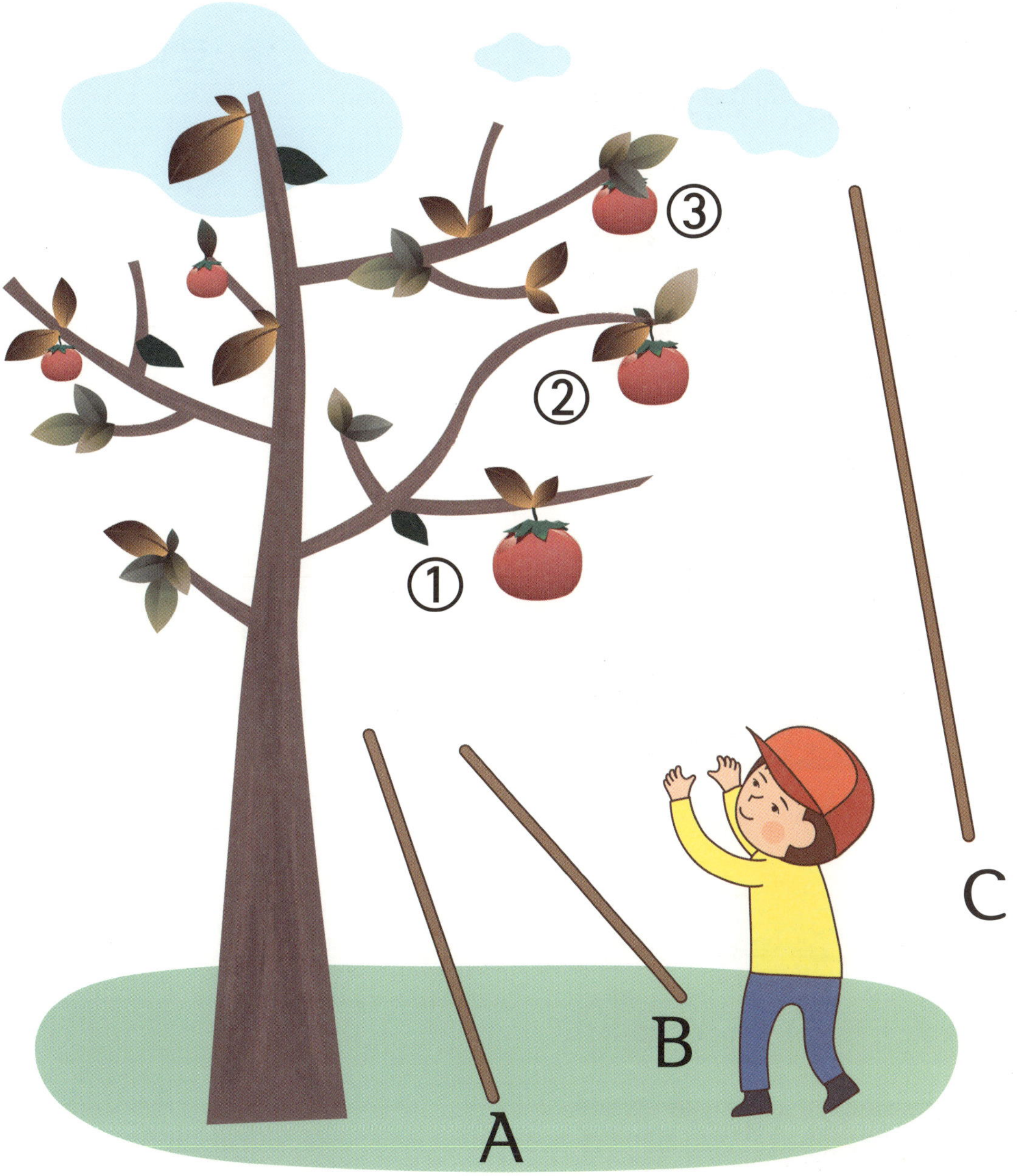

①번 감(   )   ②번 감(   )   ③번 감(   )

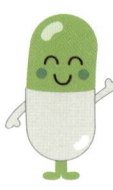 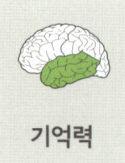 앞 장(62쪽)의 글을 떠올리며, 신전 이름과 사진을 연결해 보세요.

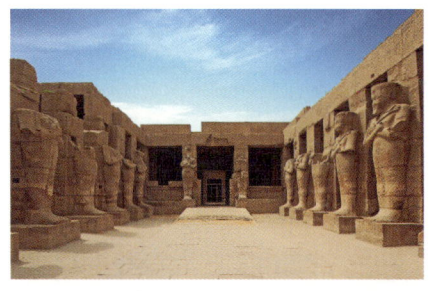 • • 로마의 판테온

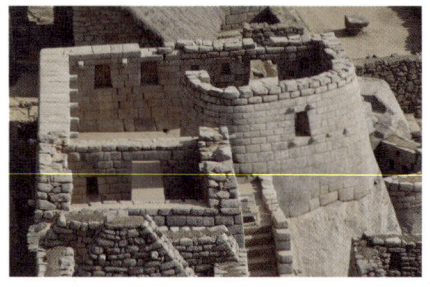 • • 중국의 천단

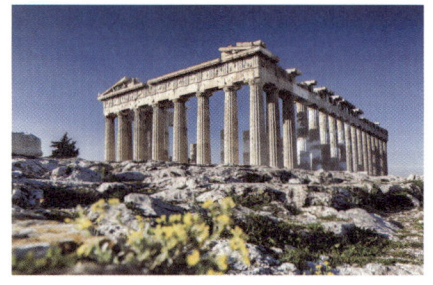 • • 잉카 마추픽추 태양 신전

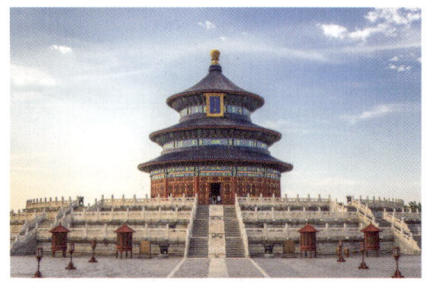 • • 이집트 카르나크 신전

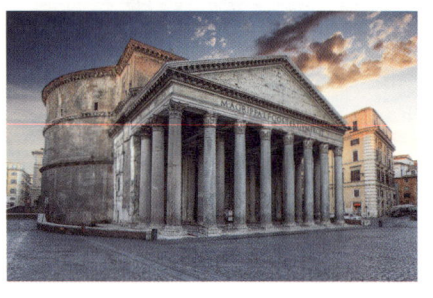 • • 그리스 파르테논 신전

15일

날짜: ___년 ___월 ___일 ___요일   날씨: ___
시작 시각: ___시 ___분   마친 시각: ___시 ___분

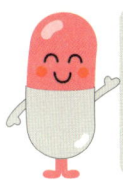 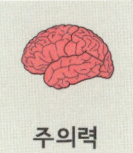
주의력

다음 중 보기 와 같이 'b'와 'd'가 나란히 붙어 있는 것을 모두 찾아 ○ 표시하고, 개수도 세어 보세요.

보기

b	d	q	p	b	p	b	d	q	b	b	p	d
q	p	b	d	b	p	b	d	q	p	b	b	d
d	b	p	d	b	d	b	b	d	p	p	d	b
p	d	b	p	q	d	b	d	p	p	d	q	b
d	p	p	q	b	d	b	q	q	p	b	d	p
b	b	d	d	p	p	q	q	p	d	b	p	d
p	d	d	b	p	p	q	b	d	b	d	b	p
d	p	d	p	q	d	p	d	b	d	q	p	d
b	d	b	p	b	d	p	q	q	p	b	d	p
b	p	d	d	b	p	b	d	d	p	b	q
q	p	b	p	b	d	p	q	b	p	b	d	p

🟥 'b'와 'd'가 나란히 붙어 있는 묶음의 개수는 보기 를 제외하고 모두 몇 개인가요?

( ) 개

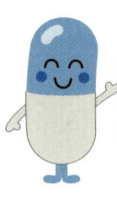 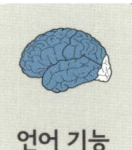 단어를 소리 나는 대로 적었습니다. 어떤 단어의 소리일지 생각해서 맞춤법에 맞게 단어를 적어 보세요.

1. 노핌말 ➡ _____

2. 외양깐 ➡ _____

3. 괜찬타 ➡ _____

4. 깁쑤카다 ➡ _____

5. 보고십따 ➡ _____

6. 궁물 ➡ _____

7. 구워삼따 ➡ _____

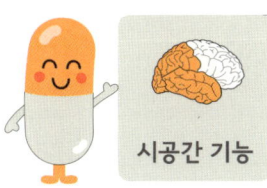

차가 출발지에서 도착지까지 가려 합니다. 신호등이 빨간불(적신호)일 때는 갈 수 없고, 파란불(청신호)일때만 지나갈 수 있습니다. 갈 수 있는 경로를 선으로 표시해 보세요.

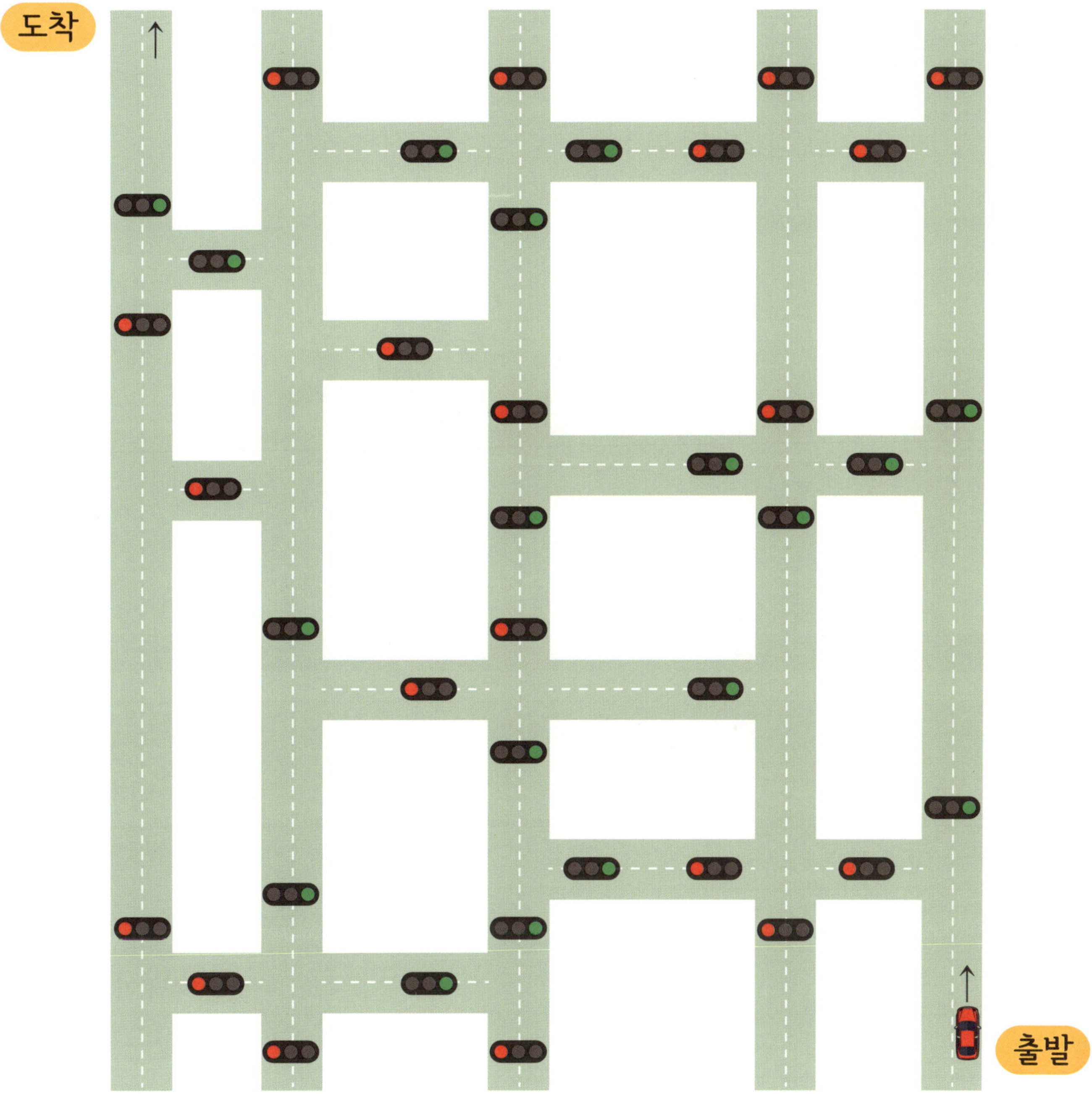

16일

날짜: ____년 ___월 ___일 ___요일   날씨: ____
시작 시각: ___시 ___분   마친 시각: ___시 ___분

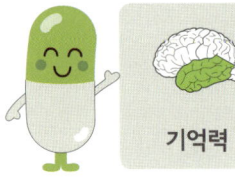
기억력

할아버지, 할머니, 아버지, 어머니, 손자, 손녀가 함께 사는 대가족이 식사를 하고 있습니다. 그림을 잘 보면서 가족 구성원이 입은 상의 색깔을 적어 보세요. 그리고 이들의 직업을 잘 기억해 두세요.

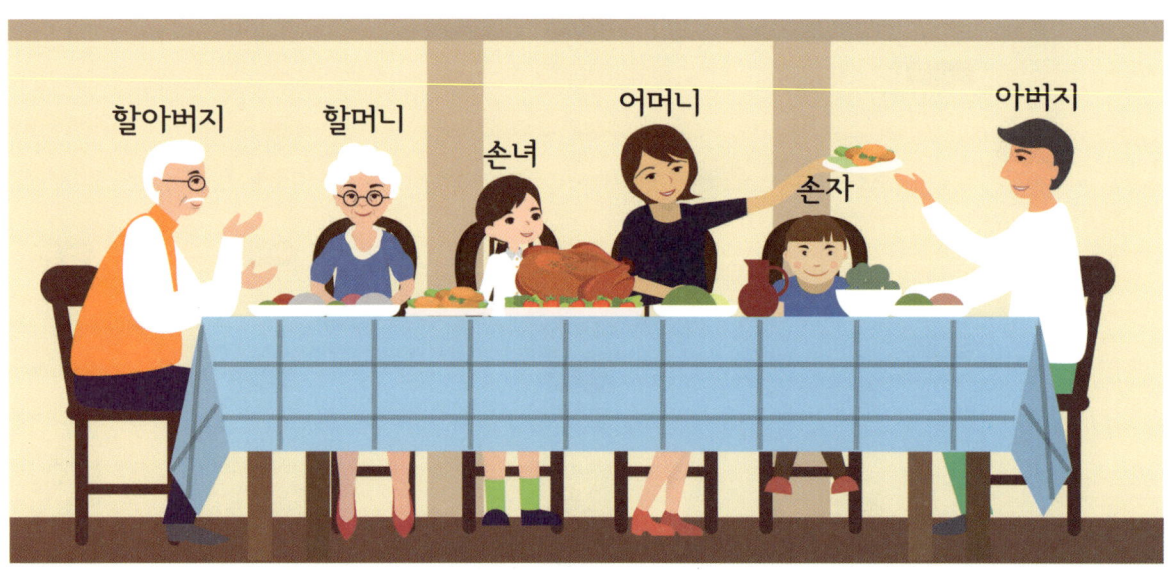

	입은 옷의 색깔	직업
할아버지		전직 사업가
할머니		전직 교사
아버지		현재 공무원
어머니		현재 약사
손녀		중학교 1학년 학생
손자		초등학교 3학년 학생

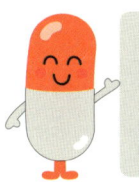 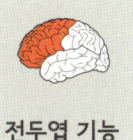 전두엽 기능

카드 그림을 순서대로 따라가면서, 카드의 모양이 2장 앞의 카드와 일치한다면 ○를, 색깔이 2장 앞의 카드와 일치한다면 ✕로 표시해 보세요.

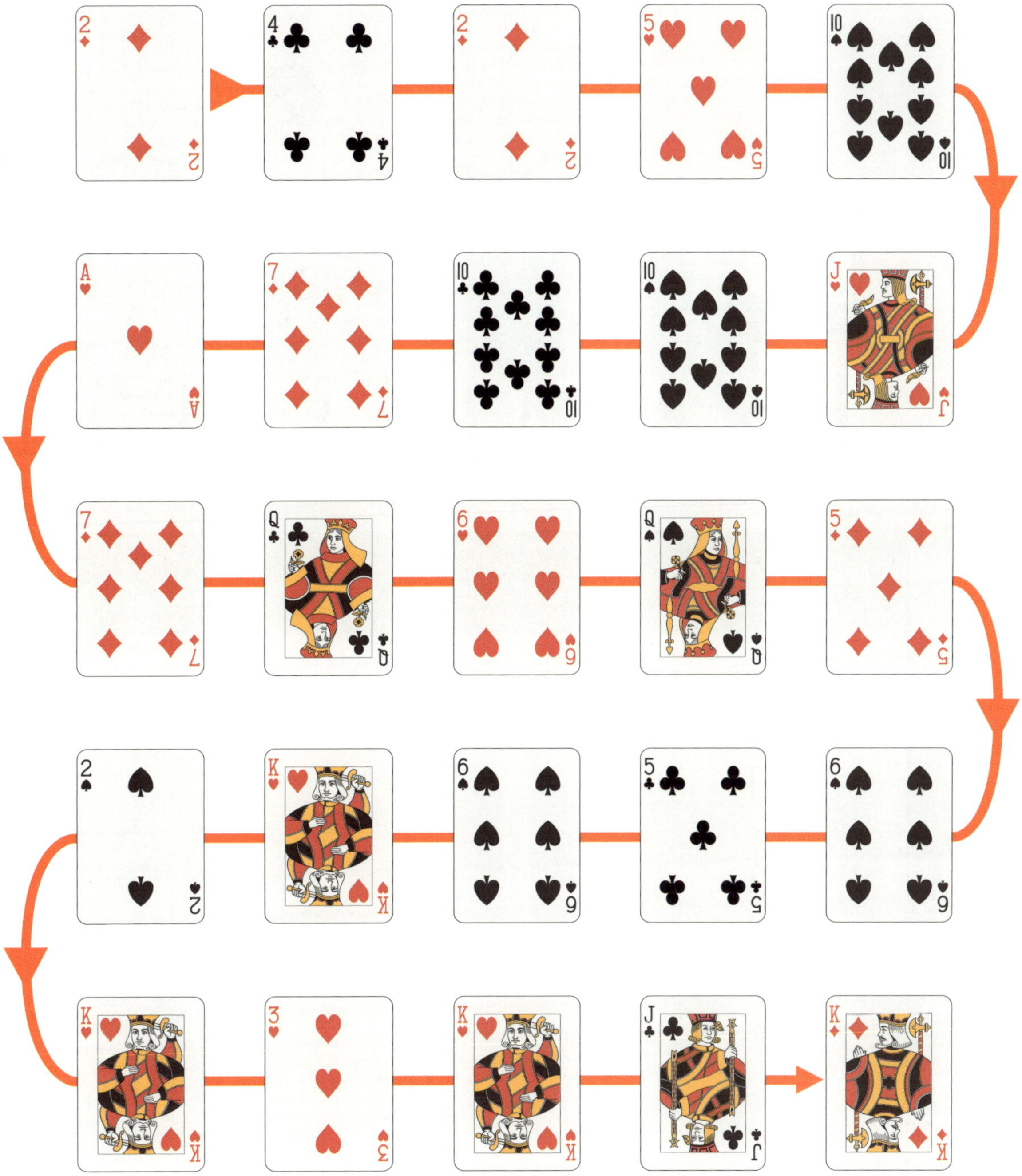

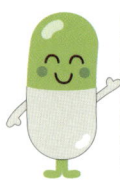 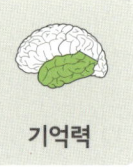
기억력

앞 장(68쪽)에서 본 대가족에 관한 그림과 표를 떠올리면서 빈칸에 알맞은 단어를 적어 보세요.

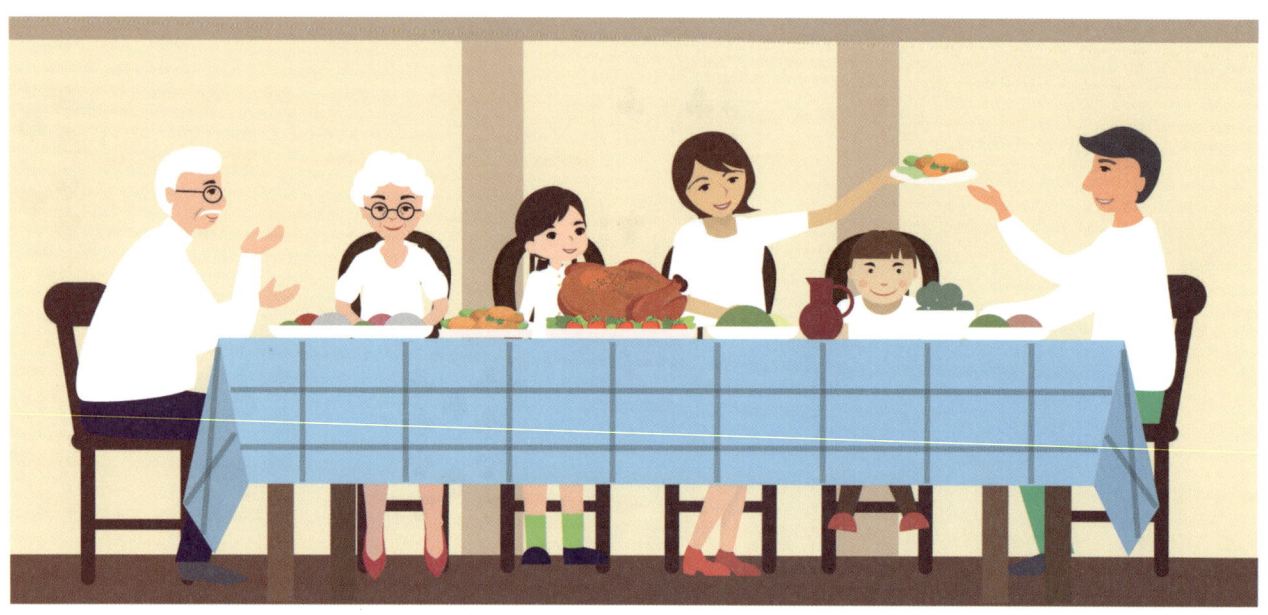

	입은 옷의 색깔	직업
할아버지		전직 사업가
할머니	파란색	
아버지	흰색	현재 공무원
어머니		
손녀	흰색	
손자		초등학교 3학년 학생

17일

날짜: _____ 년 ___ 월 ___ 일 ___ 요일   날씨: _____
시작 시각: ___ 시 ___ 분   마친 시각: ___ 시 ___ 분

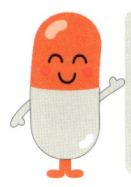 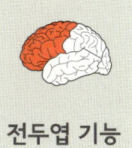

다음 글을 잘 읽고, 질문에 답해 보세요.

1.
- 창수 할아버지는 신자 할머니보다 2살 많습니다.
- 신자 할머니는 도훈 할아버지보다 어립니다.
- 창수 할아버지는 도훈 할아버지보다 1살 어립니다.

나이가 가장 많은 사람은 누구일까요?
(   )

2.
- 은진이는 지은이보다 칭찬 스티커가 2개 더 많습니다.
- 은진이는 민주보다 칭찬 스티커가 1개 더 적습니다.
- 보민이는 은진이보다 칭찬 스티커가 2개 더 많습니다.

칭찬 스티커를 가장 많이 가진 사람은 누구일까요?
(   )

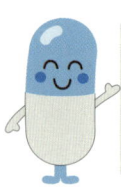 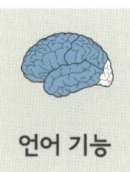 그림과 이름을 알맞게 연결해 보세요.

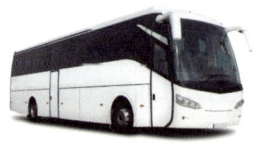 • • 지팡이

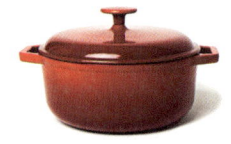 • • 선인장

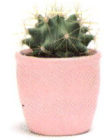 • • 소화기

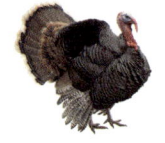 • • 버스

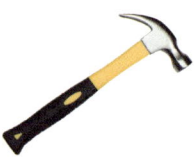 • • 냄비

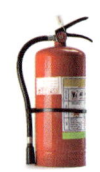 • • 칠면조

• • 망치

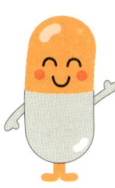 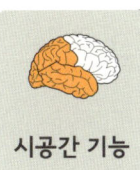

왼쪽의 도형을 오른쪽 빈칸에 똑같이 그려 보세요.

18일

날짜: ____년 ____월 ____일 ____요일 날씨: ____
시작 시각: ____시 ____분   마친 시각: ____시 ____분

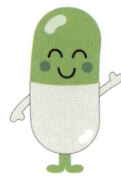 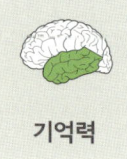
기억력

다음은 세계 여러 나라의 국기입니다. 국기와 나라 이름을 연결 지어 기억해 두세요.

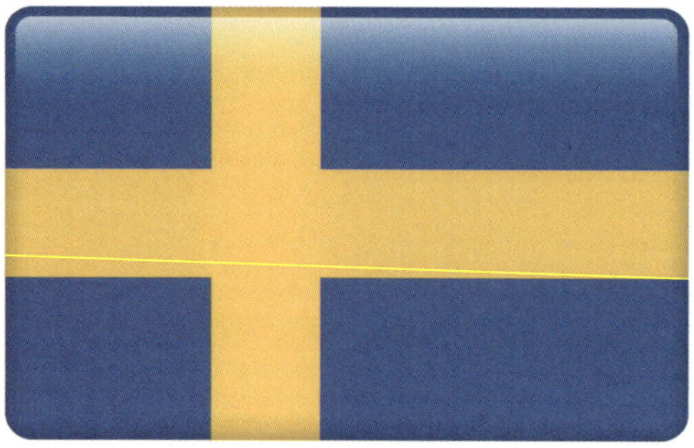

스웨덴 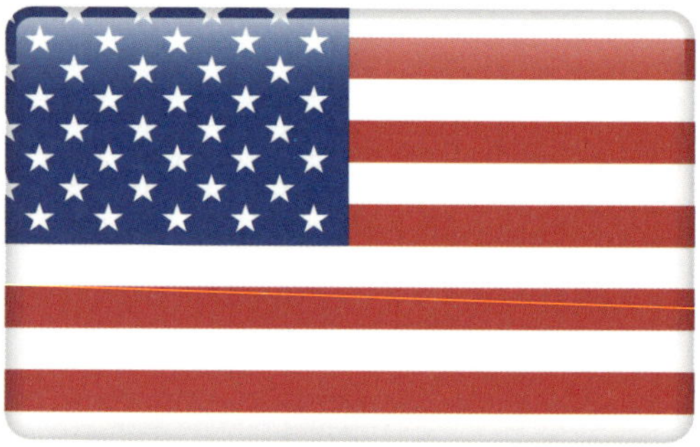   미국

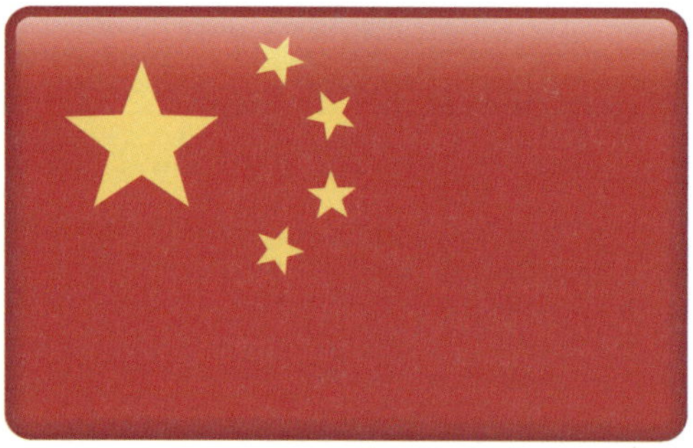

중국 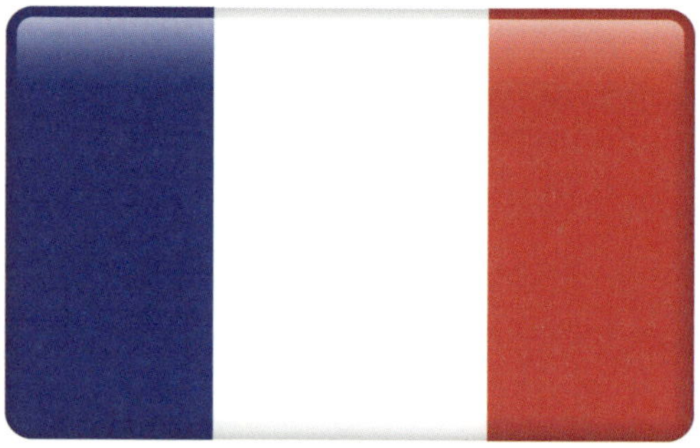   프랑스

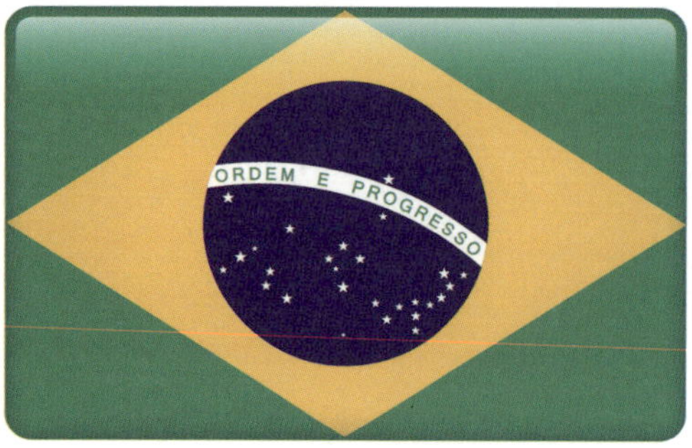

브라질 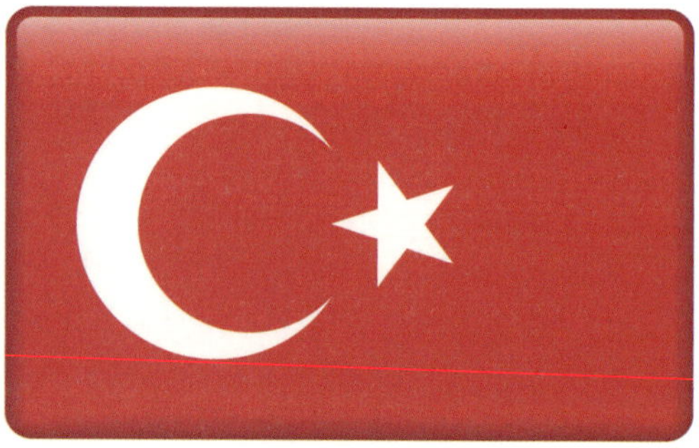   터키

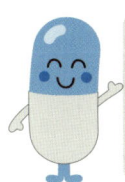 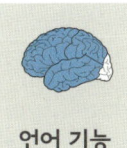

보기 와 같이 주어진 단어를 조합하여 한 문장을 만들어 보세요. 단어의 순서는 바꿔도 됩니다.

보기 ─ 토끼, 다람쥐, 도토리, 당근

토끼는 당근을, 다람쥐는 도토리를 먹고 있다.

1. ─ 할머니, 경로당, 고스톱, 귤

2. ─ 대공원, 솜사탕, 풍선, 원숭이

3. ─ 생일, 선물, 곰 인형, 케이크

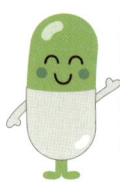 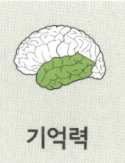 앞 장(74쪽)에서 기억한 내용을 떠올리며, 국기 아래에 나라 이름을 적어 보세요.

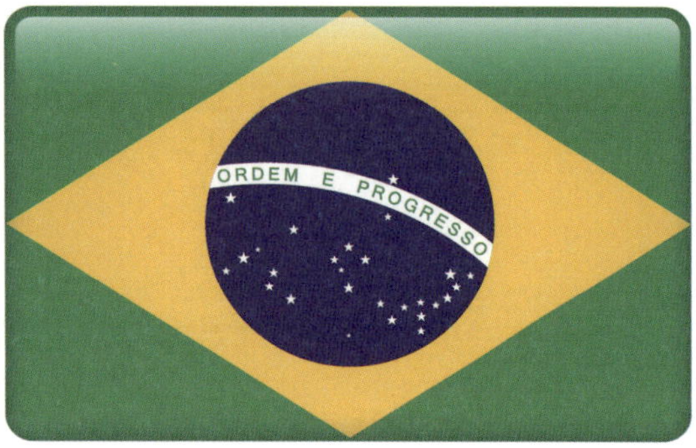

( )　　　　　　　　( )

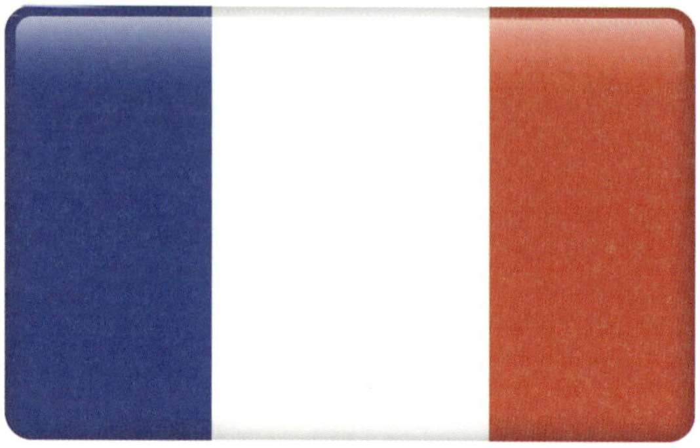

( )　　　　　　　　( )

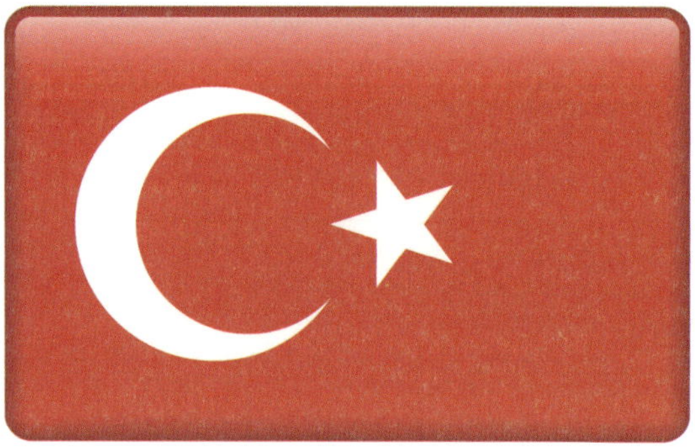

( )　　　　　　　　( )

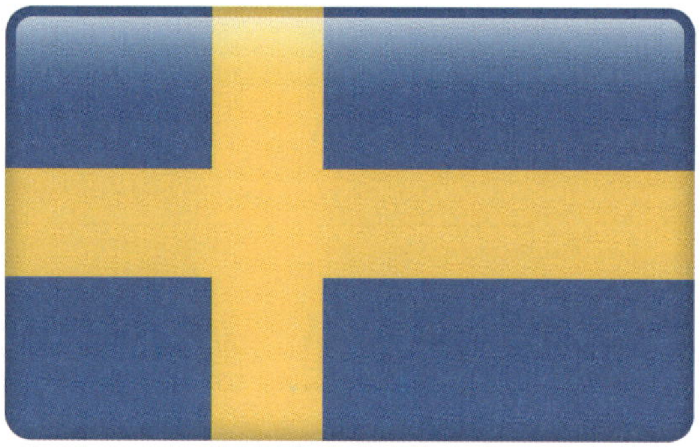

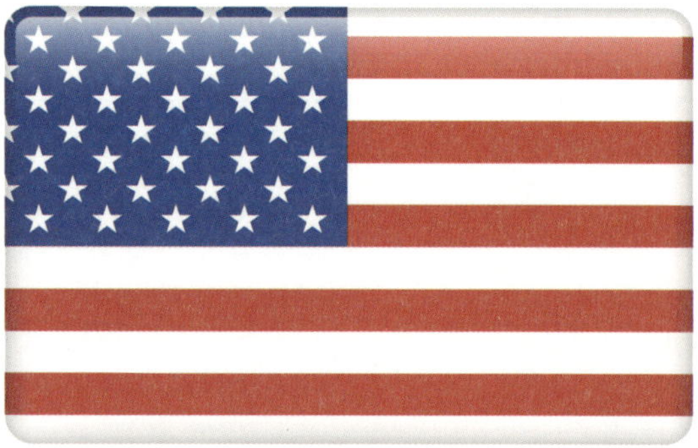

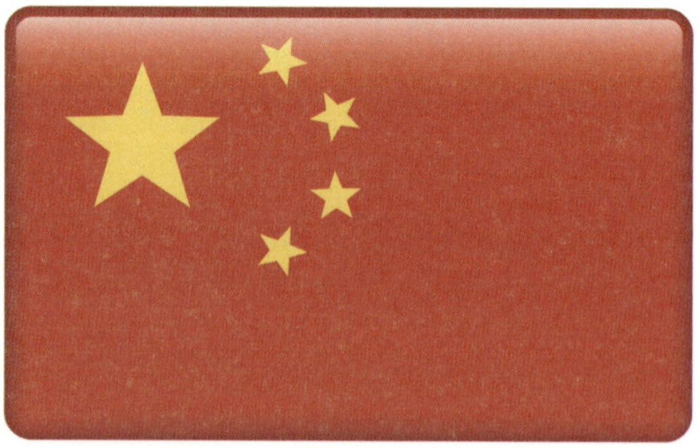

19일

날짜: _____ 년 ___ 월 ___ 일 ___ 요일   날씨: _____
시작 시각: ___ 시 ___ 분   마친 시각: ___ 시 ___ 분

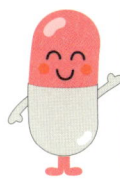 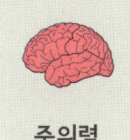

다음은 '미로 찾기'입니다. 입구에서 시작하여 출구로 나가는 길을 찾아 선으로 표시해 보세요.

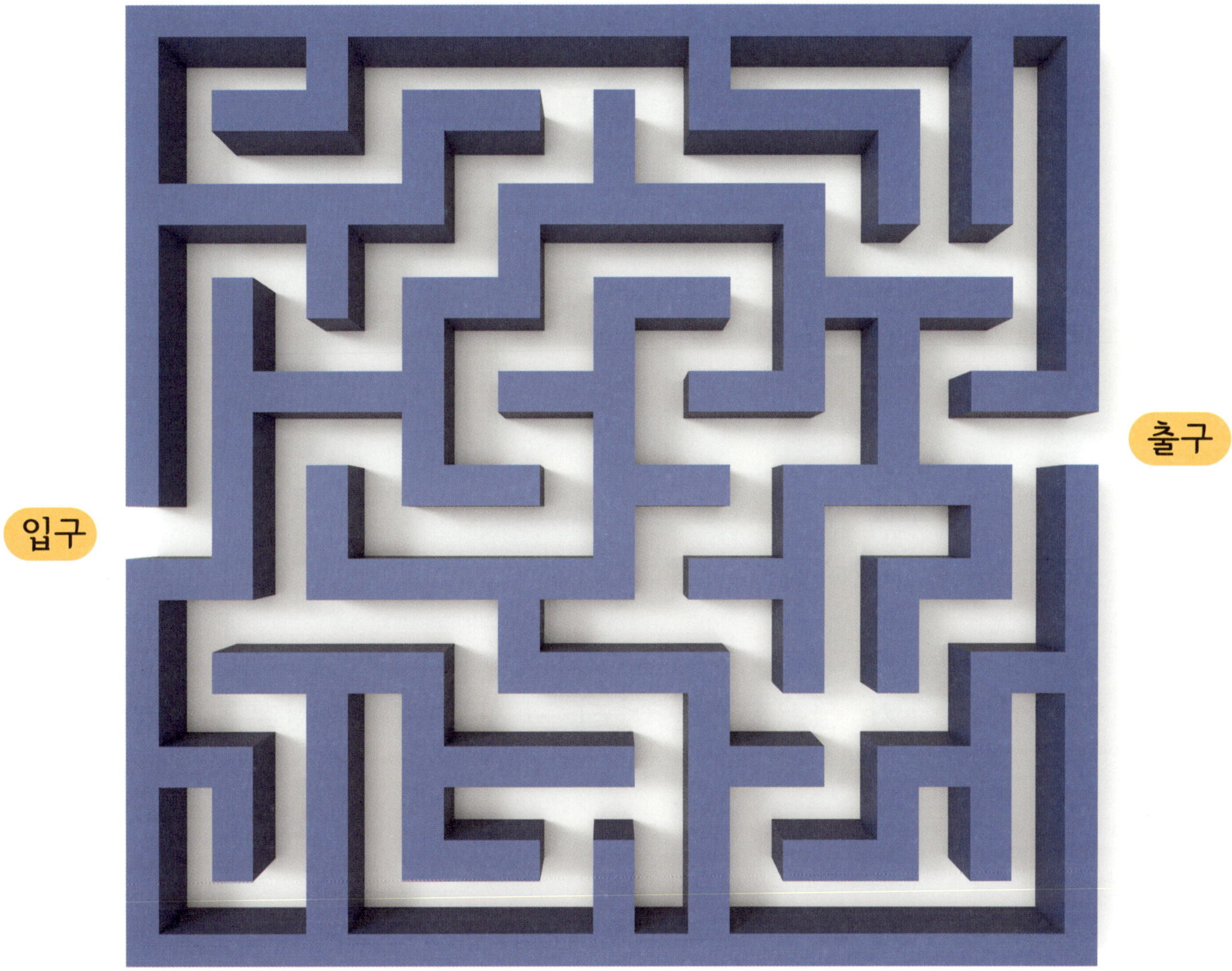

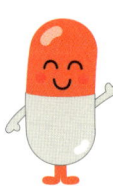 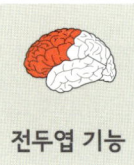
전두엽 기능

다음은 난센스 퀴즈입니다. 질문에 적절한 답을 주어진 글자에 맞게 적어 보세요.

1. 가장 부러운 비는?

| 왕 | |

2. 노인들이 가장 좋아하는 폭포 이름은?

| 나 | | | | |

3. 나이가 많은 사람들에게 자주 찾아오는 물은?

| | 물 | | 물 |

4. 날마다 가슴에 흑심을 품고 있는 것은?

| 연 | |

5. 가시 하나가 실을 달고 여러 고개를 넘는 것은?

| 바 | | |

6. 나의 울음으로 시작해서 남의 울음으로 끝나는 것은?

| 인 | |

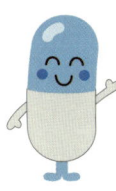 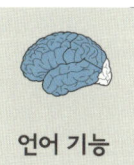

왼쪽 단어의 유의어와 반의어를 찾아 선으로 연결해 보세요.

	유의어	반의어
1. 승리	기밀	공개
2. 완성	우승	불화
3. 사실	실정	위태
4. 비밀	성취	고의
5. 조화	무료	실패
6. 무상	적응	패배
7. 소통	평화	허구
8. 실수	과실	의심
9. 안전	믿음	유상
10. 신뢰	교류	단절

20일

날짜: _____ 년 ___ 월 ___ 일 ___ 요일   날씨: _____
시작 시각: ___ 시 ___ 분   마친 시각: ___ 시 ___ 분

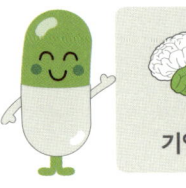

다음은 여러 가지 공구를 소개한 표입니다. 친숙하지 않은 공구들도 있습니다. 표를 잘 보고 사진과 이름을 기억해 두세요.

	멍키 스패너
	롱 노즈 플라이어
	파이프 렌치
	락킹 플라이어
	펜치

시공간 기능

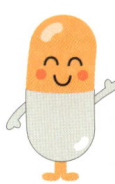

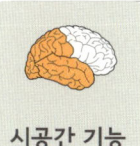

철수와 영희가 광화문 광장에 서 있습니다.
두 사람의 위치와 방향을 보고, 다음 문장이 맞으면 ○에 틀리면 ×에 표시해 보세요.

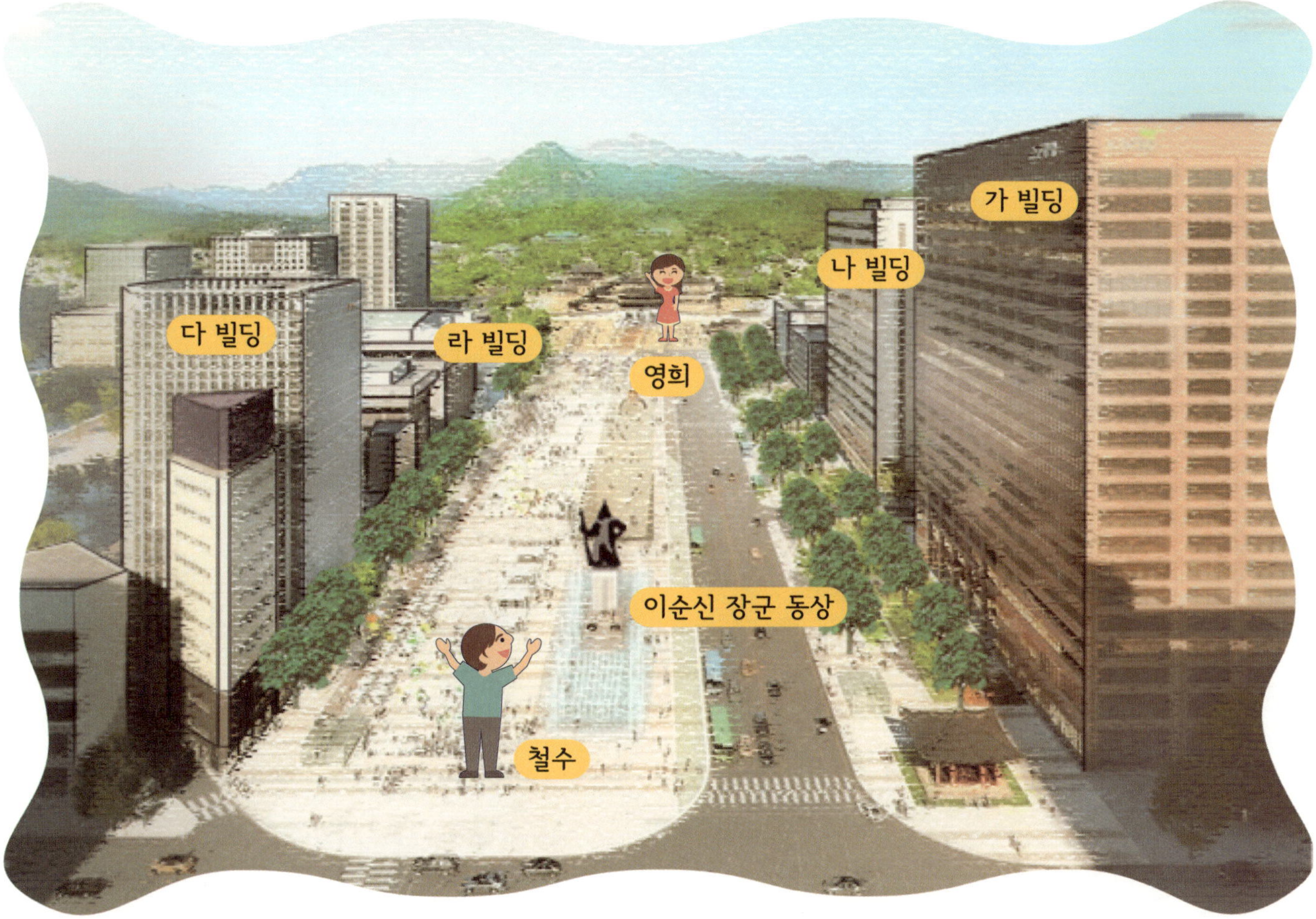

1. 이순신 장군 동상과 더 가까이 있는 사람은 철수다.	○	×
2. 영희의 오른쪽에는 라 빌딩이 있다.	○	×
3. 철수의 오른쪽에는 가 빌딩이 있다.	○	×
4. 영희에게는 가 빌딩이 나 빌딩보다 더 가깝다.	○	×

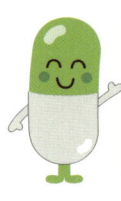 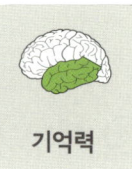 앞 장(80쪽)에서 기억한 공구들을 떠올리며, 아래 공구의 이름을 적어 보세요.

기억력

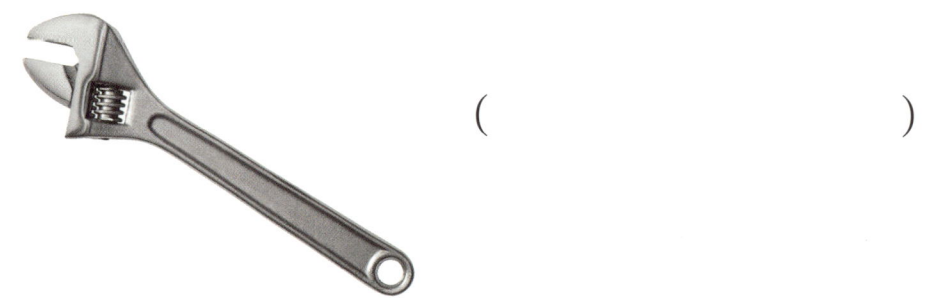

(   )

🟩 공구와 이름을 선으로 연결해 보세요.

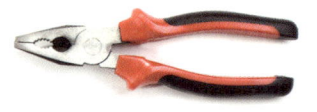   •   • 파이프 렌치

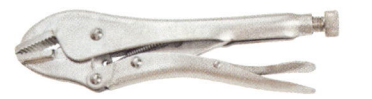   •   • 락킹 플라이어

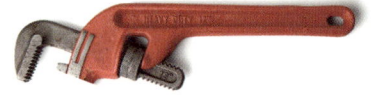   •   • 롱 노즈 플라이어

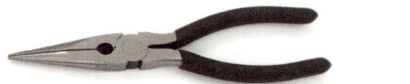   •   • 펜치

21일

날짜: _____년 __월 __일 __요일 날씨: ___
시작 시각: __시 __분 마친 시각: __시 __분

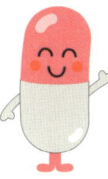
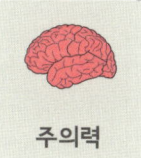

주의력

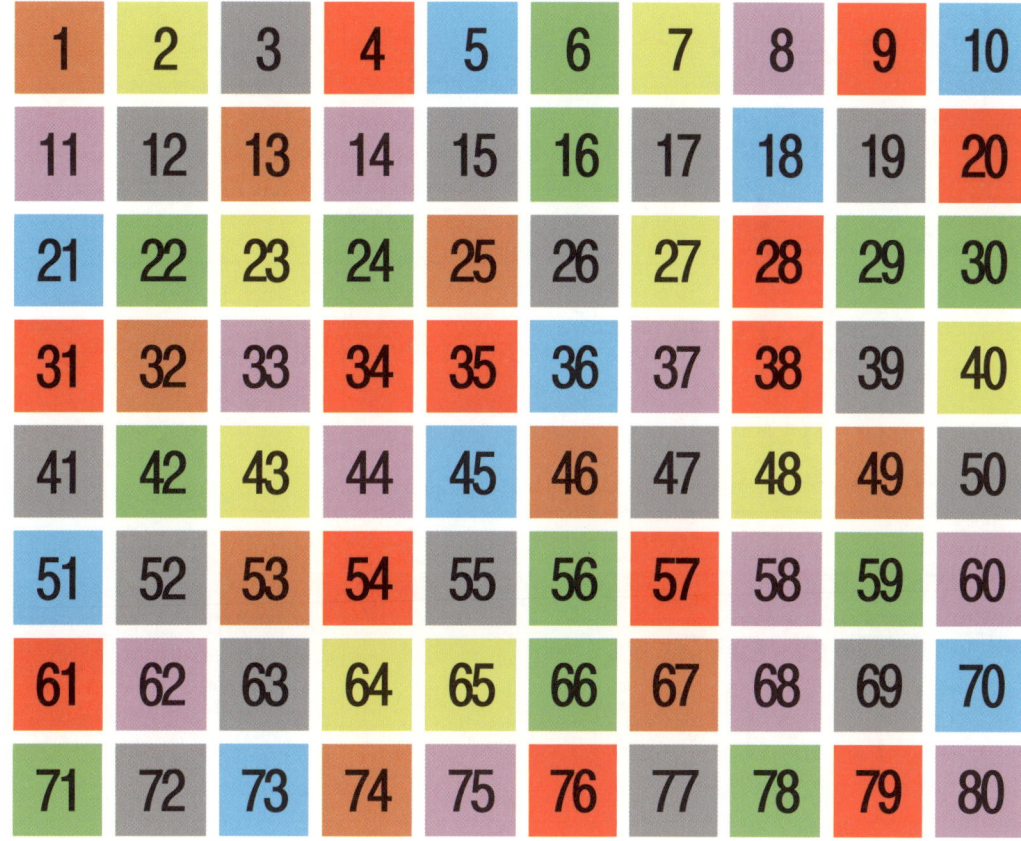

■ 안의 숫자를 모두 적어 보세요.

■ 안의 숫자를 모두 적어 보세요.

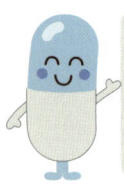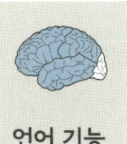

보기 와 같이 왼쪽의 모음과 자음을 조합하여 만들 수 있는 단어를 빈칸에 적어 보세요.

보기

ㅂ ㄹ
ㅗ ㅣ

| 보 | 리 |

ㄱ ㅅ ㅇ ㅊ
ㅏ ㅐ

| | 상 |

ㄱ ㅇ ㅇ ㅈ
ㅏ ㅏ ㅣ

| | 아 | |

ㄴ ㅅ ㅇ ㅈ
ㅓ ㅜ ㅜ

| 우 | | |

ㄴ ㄹ ㅂ ㅇ ㅎ
ㅏ ㅏ ㅗ ㅣ

| 호 | | | |

84

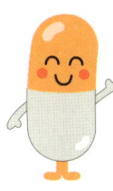 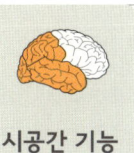 다음 4가지 도형을 이용하여 만든 그림이 아닌 것에 ◯ 표시해 보세요.

보기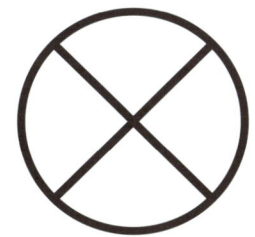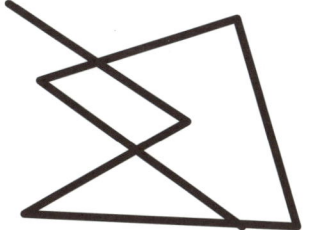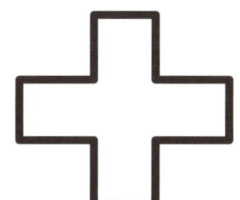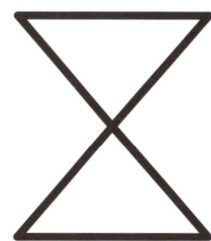

①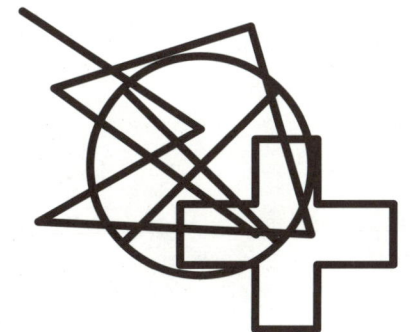

②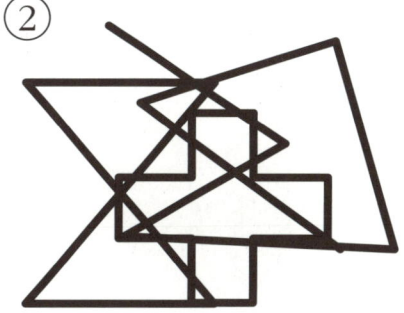

③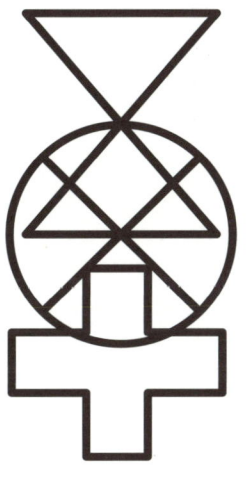

④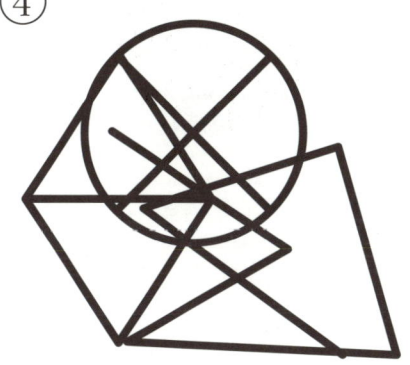

22일

날짜: ____년 ____월 ____일 ____요일   날씨: ____
시작 시각: ____시 ____분   마친 시각: ____시 ____분

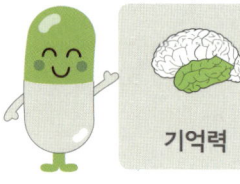

아래의 6가지 물건을 어디에 둘지 흰색 동그라미에 번호를 쓰세요. 그리고 자신이 어디에 어떤 물건을 두었는지 잘 기억해 두세요.

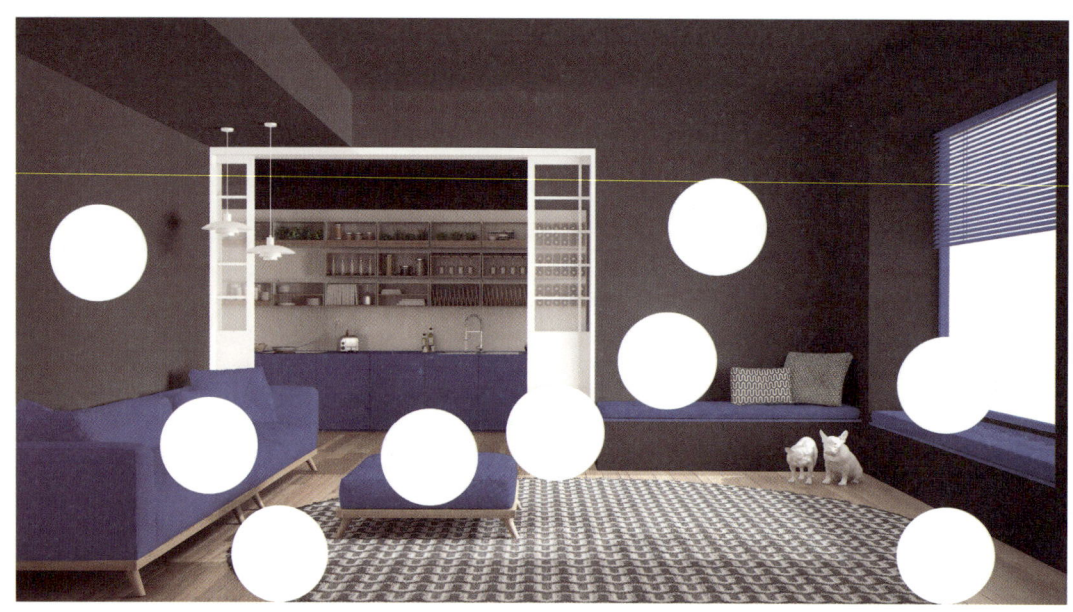

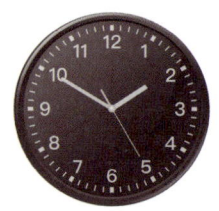
①

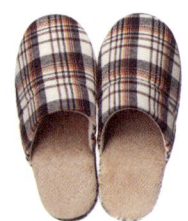
②

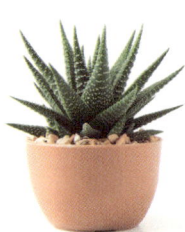
③

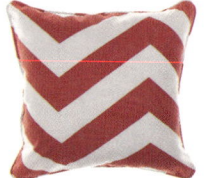
④

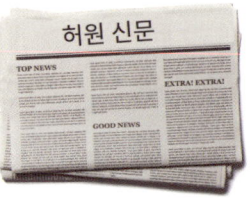
⑤

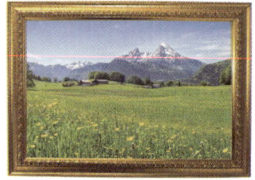
⑥

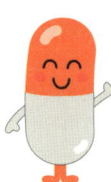 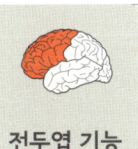 전두엽 기능

보기를 보고 그림들의 공통점을 한 단어로 적어 보세요. 그리고 그림들 외에 공통점을 가진 것을 하나 더 적어 보세요.

보기

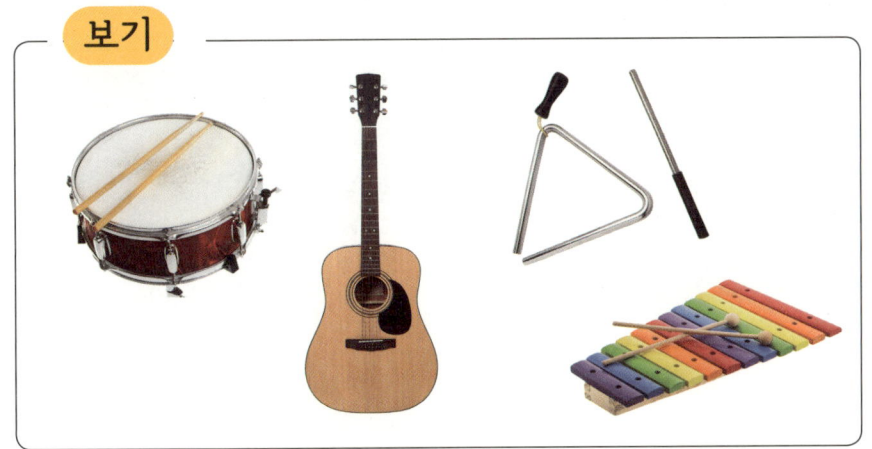

공통점 한 단어
(**악기**)
비슷한 한 단어
(**피아노 등**)

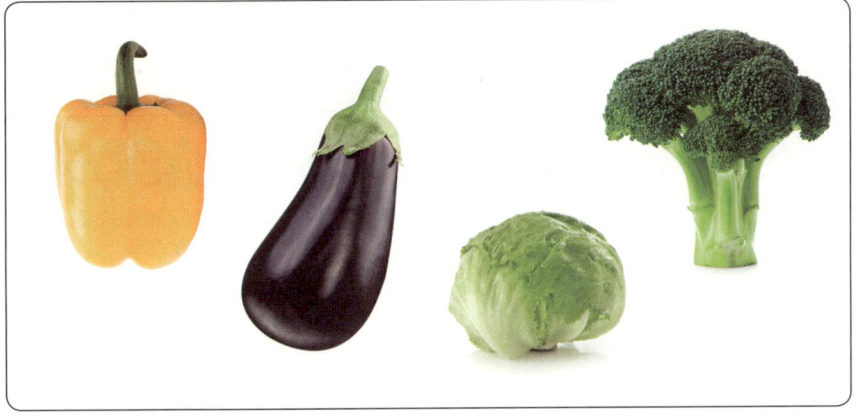

공통점 한 단어
(   )
비슷한 한 단어
(   )

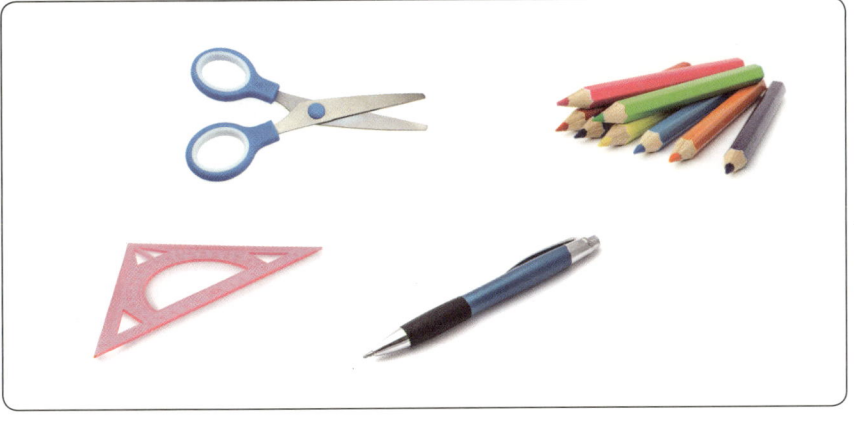

공통점 한 단어
(   )
비슷한 한 단어
(   )

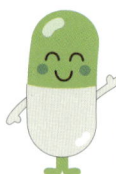 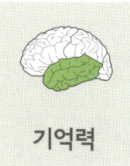

앞 장(86쪽)에서 6가지 물건을 어디에 두었는지 기억을 떠올리면서, 흰색 동그라미 안에 해당 물건의 번호를 적어 보세요.

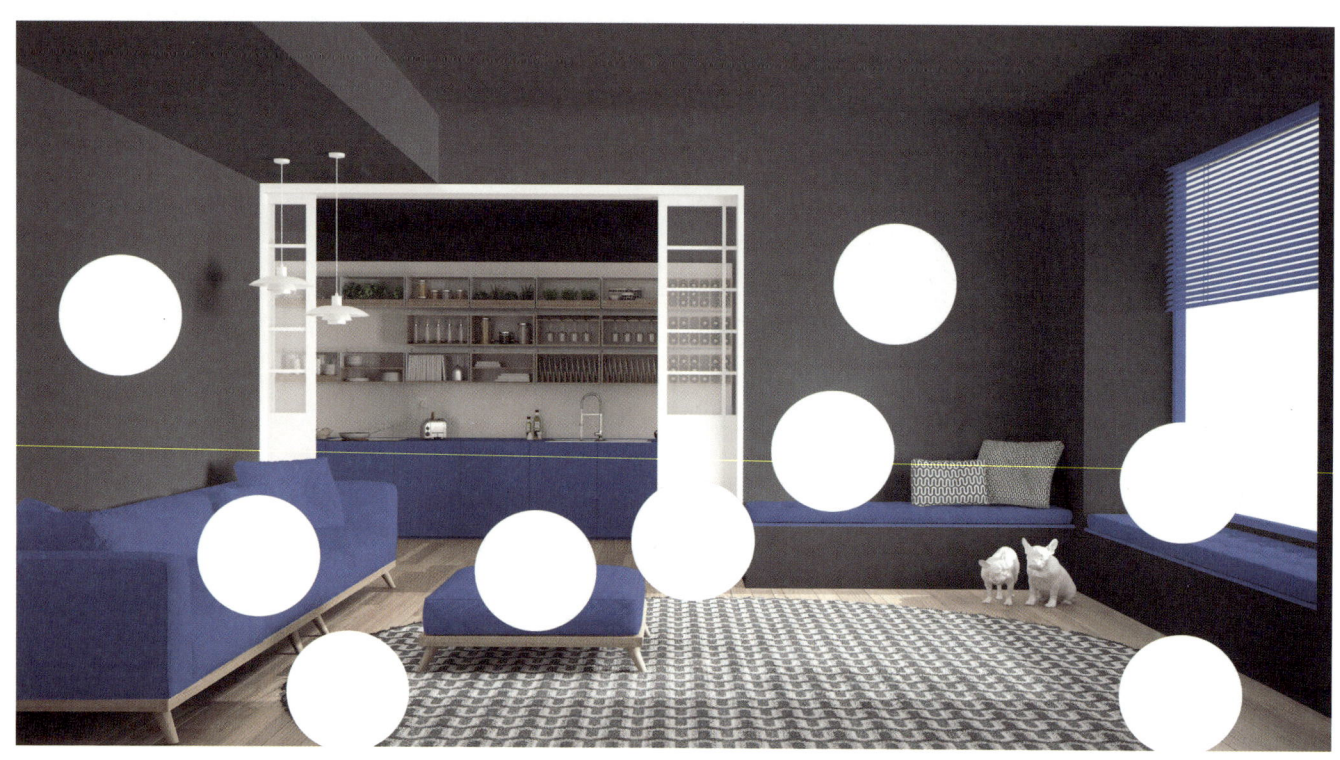

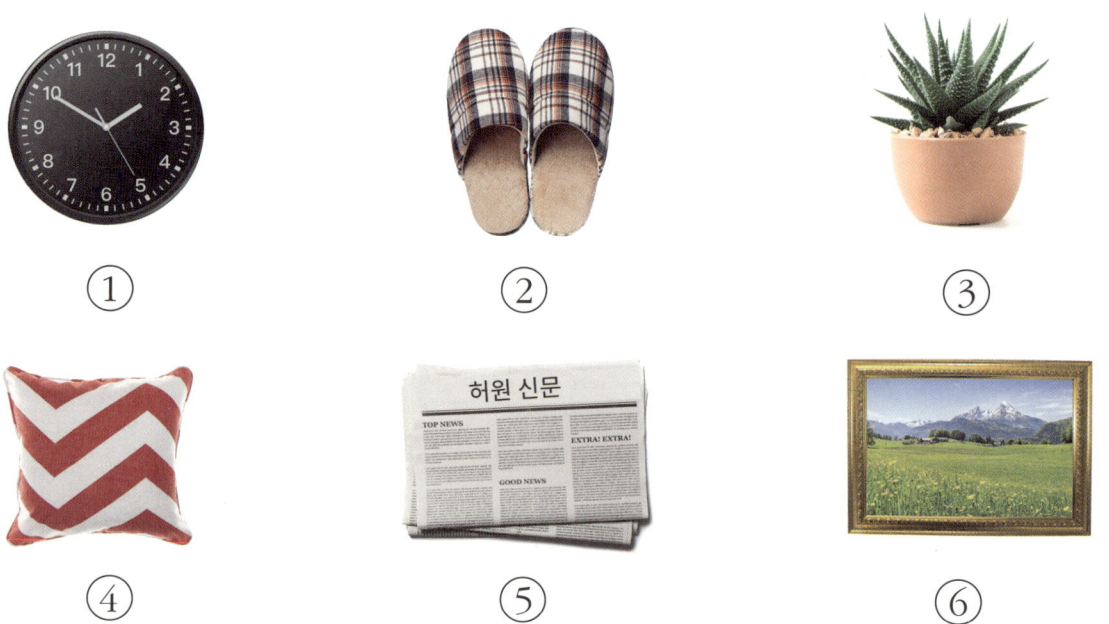

① ② ③

④ ⑤ ⑥

23일

날짜: ＿＿＿년＿＿월＿＿일＿＿요일   날씨: ＿＿＿
시작 시각: ＿＿시＿＿분   마친 시각: ＿＿시＿＿분

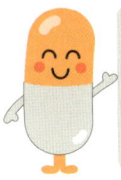 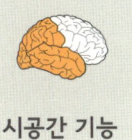

퍼즐 맞추기를 해 보겠습니다. 빈칸에 어떤 퍼즐 조각을 끼워야 할지, 알맞은 조각을 찾아 ( ) 안에 번호를 적어 보세요.

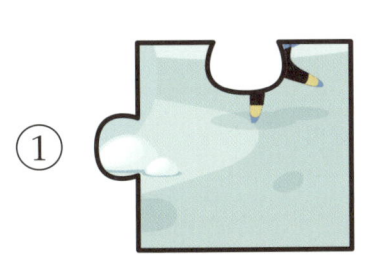 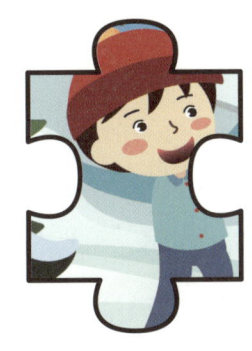 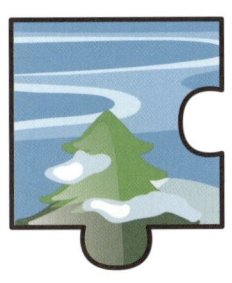

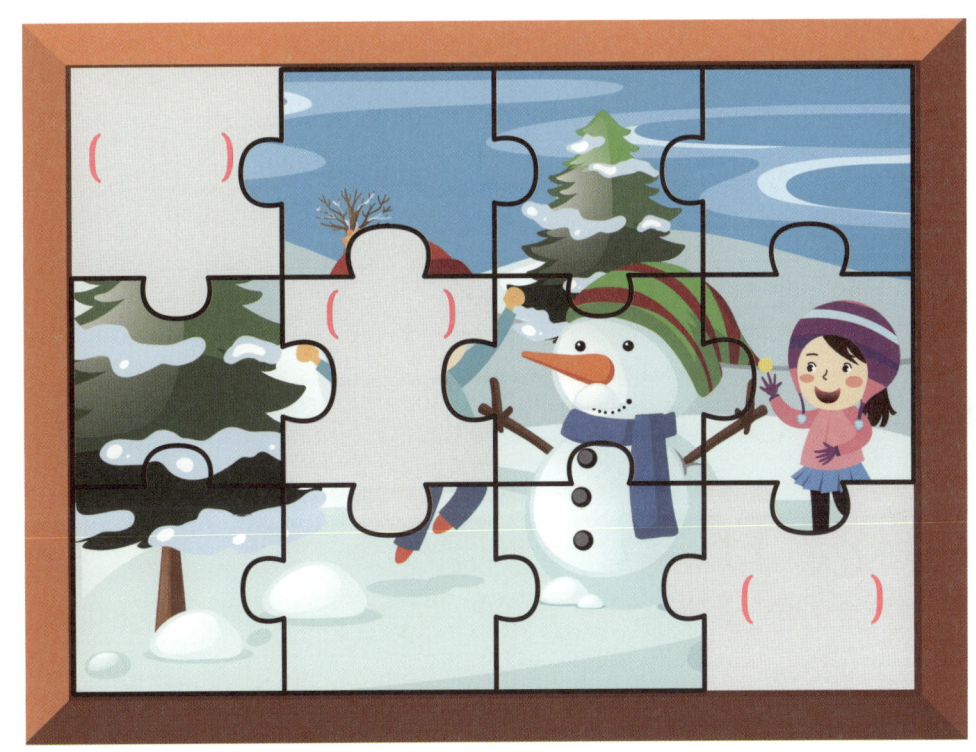

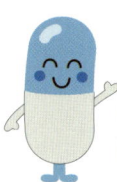 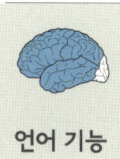

왼쪽의 글자들을 보고, 과일 이름을 적어 보세요.

1. ㅅ 박 ➡
2. ㅂ ㅅ 아 ➡
3. 한 ㄹ ㅂ ➡
4. ㅂ ㄴ ㄴ ➡
5. ㄸ ㄱ ➡
6. ㅊ ㄹ ➡
7. ㅅ ㄹ ➡
8. ㅂ ㄹ ㅂ ㄹ ➡
9. ㅍ ㅇ ㅇ ㅍ ➡
10. ㅇ 보 ㅋ ㄷ ➡

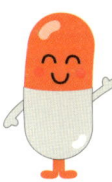 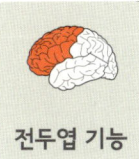 도형들이 규칙에 따라 배열되어 있습니다. 규칙에 맞게 알맞은 도형을 빈칸에 그려 보세요.

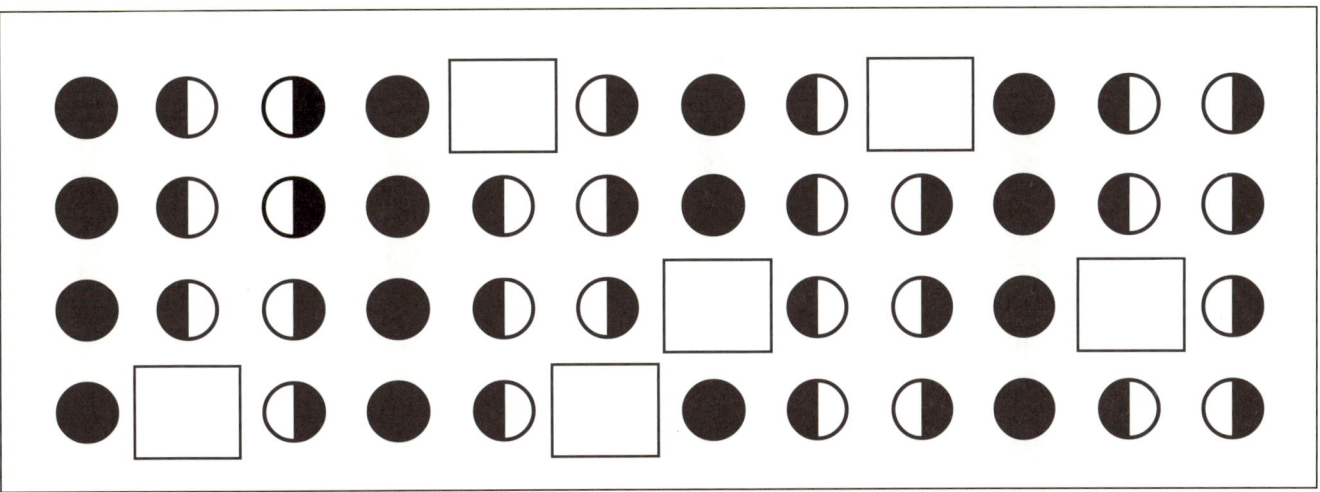

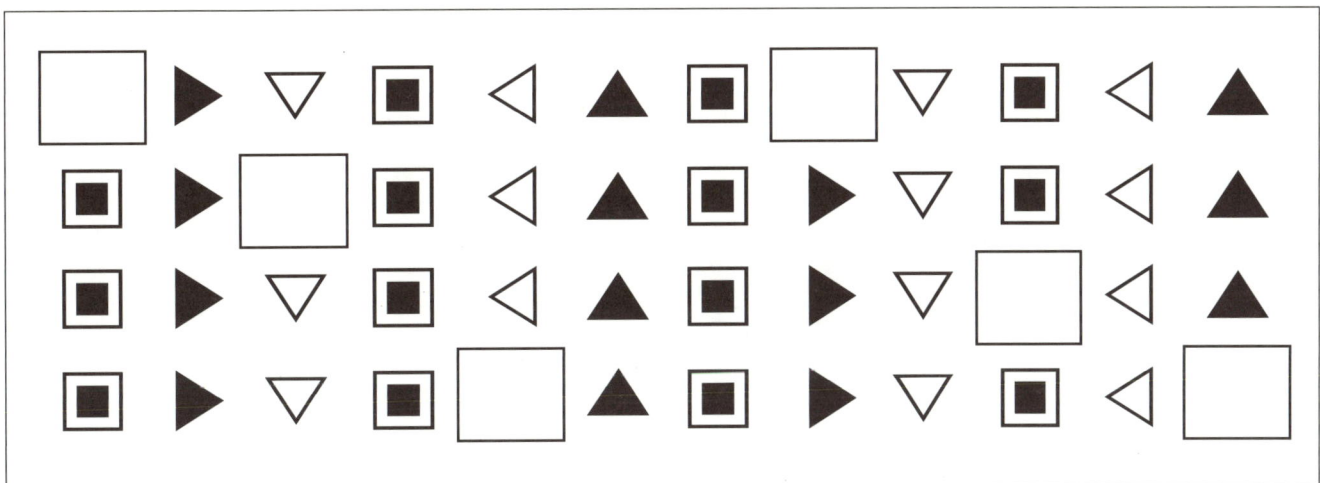

24일

날짜: ___년 ___월 ___일 ___요일   날씨: ___
시작 시각: ___시 ___분   마친 시각: ___시 ___분

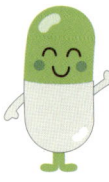 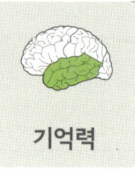
기억력

노인정에서 연말 시상식이 있었습니다.
누가 어떤 상을 받았는지 잘 기억해 두세요.

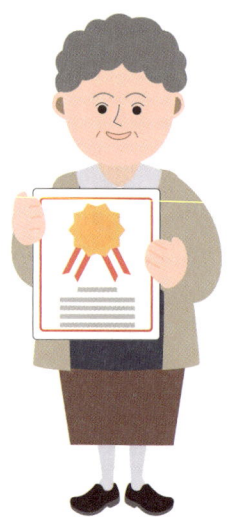  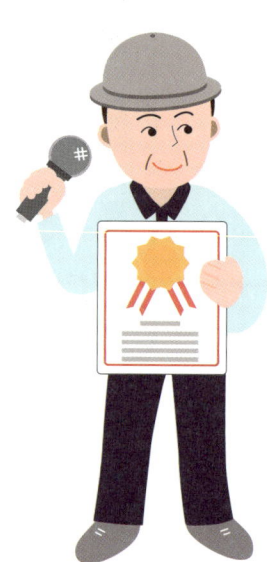

개근상   모범상   재능상
김순희 할머니   이근엄 할아버지   박무대 할아버지

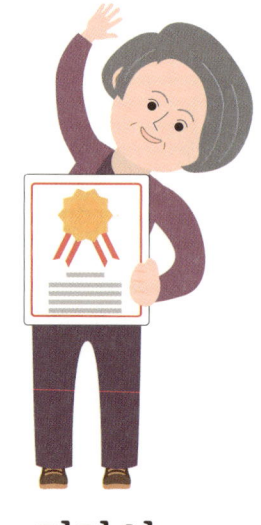 

건강상   독서상
정순자 할머니   한고상 할머니

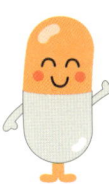 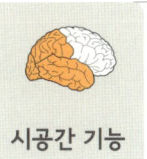

아이들 접시에 놓인 검은색 모양의 음식이 원래 어떤 것인지 아래 네모 칸에서 찾아 선으로 연결해 보세요.

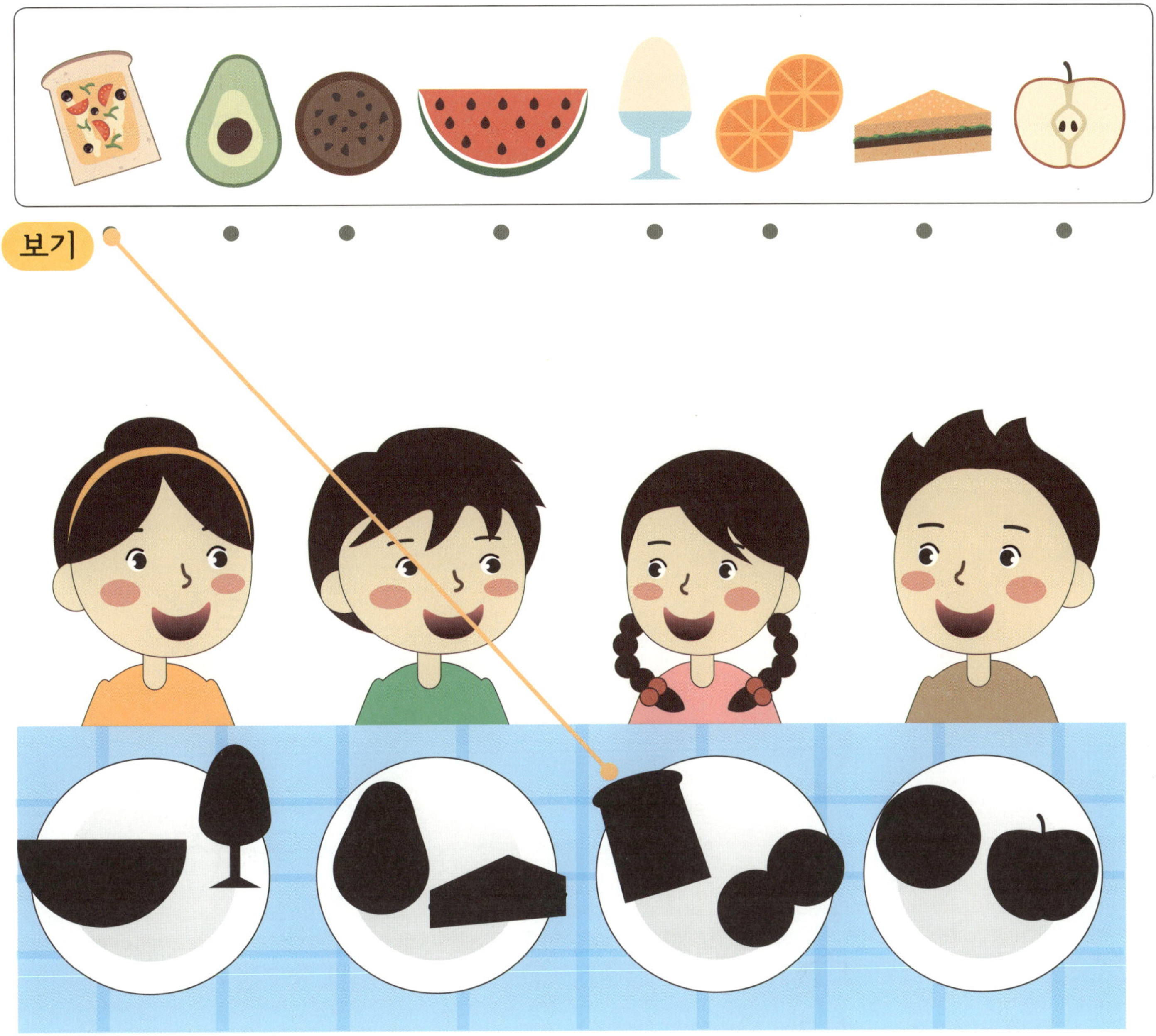

보기

기억력

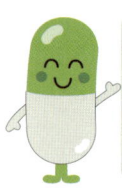

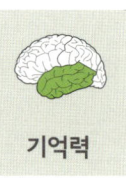

앞 장(92쪽)에서 본 노인정 연말 시상식을 떠올려 보세요. 수상자와 상을 선으로 연결해 보세요.

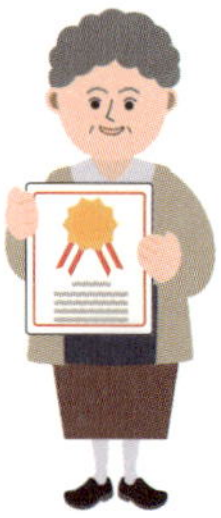

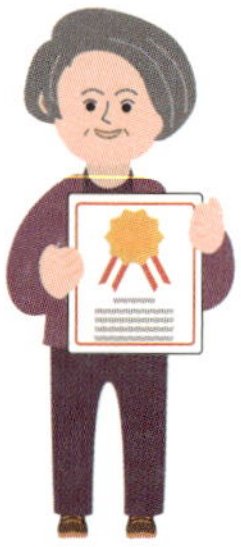

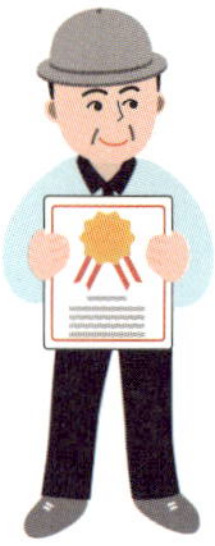

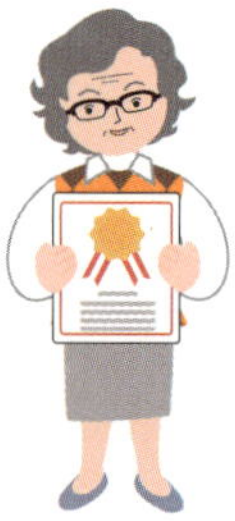

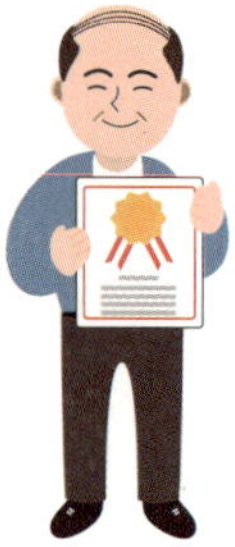

- 재능상
- 개근상
- 모범상
- 독서상
- 건강상

25일

날짜: _____년 ____월 ____일 ____요일   날씨: ____
시작 시각: ____시 ____분   마친 시각: ____시 ____분

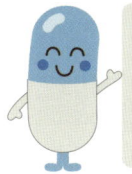 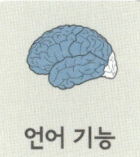
언어 기능

보기 의 과일 또는 채소들을 색깔별로 나눠 빈칸에 적어 보세요. 보기 에 제시된 것 외에도 생각나는 과일이나 채소가 있다면 추가로 더 적어 보세요.

보기

딸기, 바나나, 망고, 블루베리, 포도, 레몬,
당근, 토마토, 가지, 석류, 복분자, 귤

빨강	주황	노랑	보라

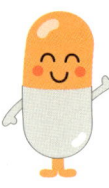 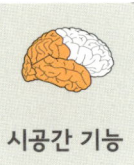

시공간 기능

다음은 골프 선수가 친 공이 날아가며 남긴 궤적입니다. 공을 4번 쳤을 때 각 공들의 궤적을 따라가 보세요. 낙하지점의 위치를 ( ) 안에 적어 보세요.

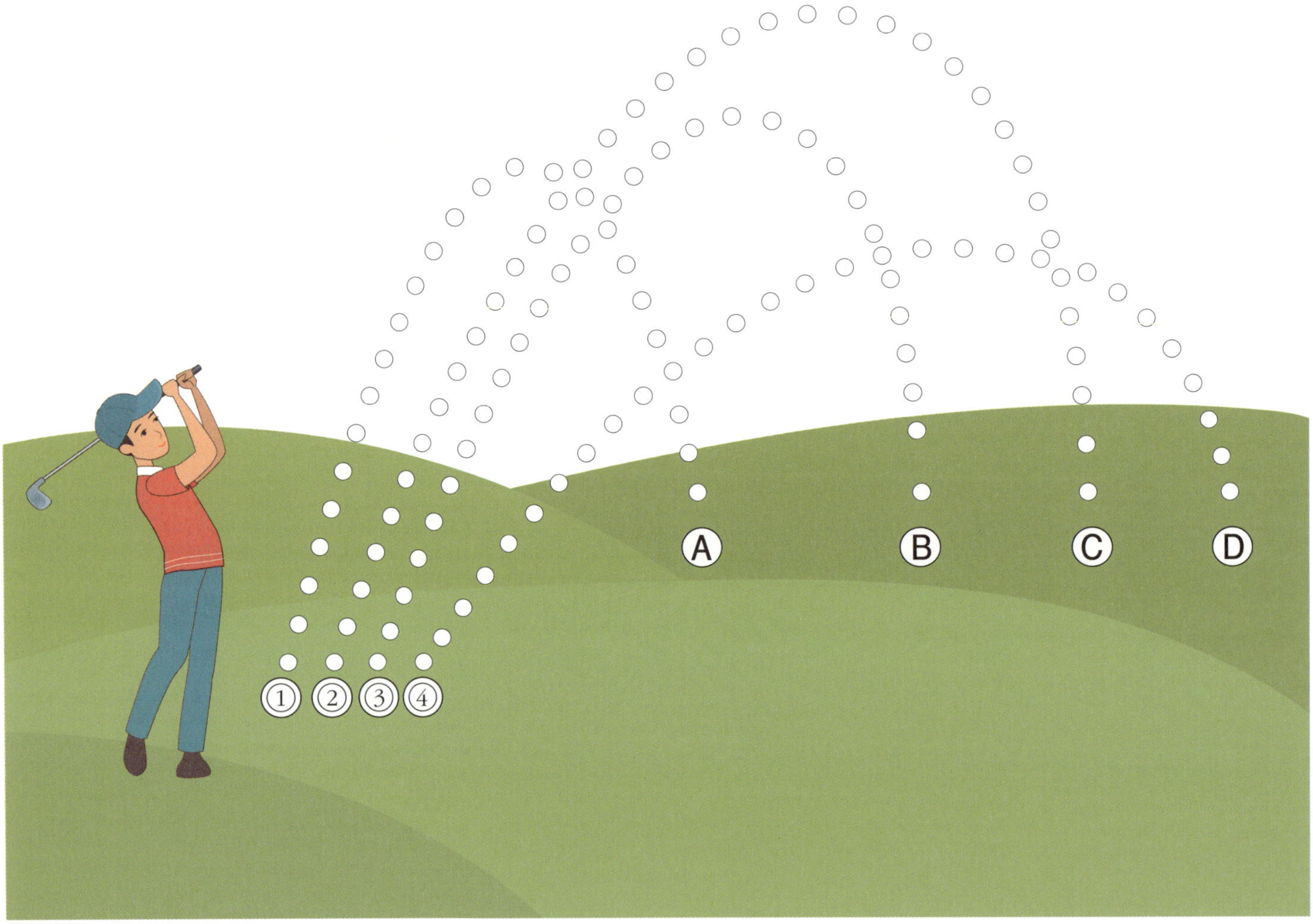

①번 공 낙하지점(   )   ②번 공 낙하지점(   )

③번 공 낙하지점(   )   ④번 공 낙하지점(   )

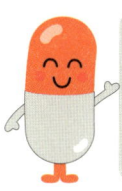 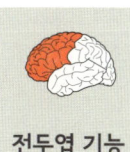 전두엽 기능

문장의 길이나 내용에 상관없이 자유롭게 삼행시를 지어 보세요.

고	
추	
장	

장	
독	
대	

26일

날짜: ___년 ___월 ___일 ___요일 날씨: ___
시작 시각: ___시 ___분 마친 시각: ___시 ___분

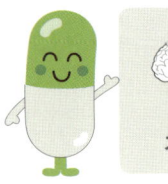 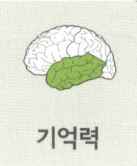
기억력

장소법을 사용하여 다음 목록을 기억해 볼 것입니다. 장소법이란 특정 장소에 기억해야 할 것을 두었다고 상상하며 기억력을 향상시키는 방법입니다.

보기 처럼 집 안의 한 장소에 놓고 싶은 물품의 이름을 쓰고, 물품과 장소를 기억해 두세요.

기억해야 할 목록
고등어, 스파게티, 녹차, 계란, 상추, 샴푸, 포도, 슬리퍼

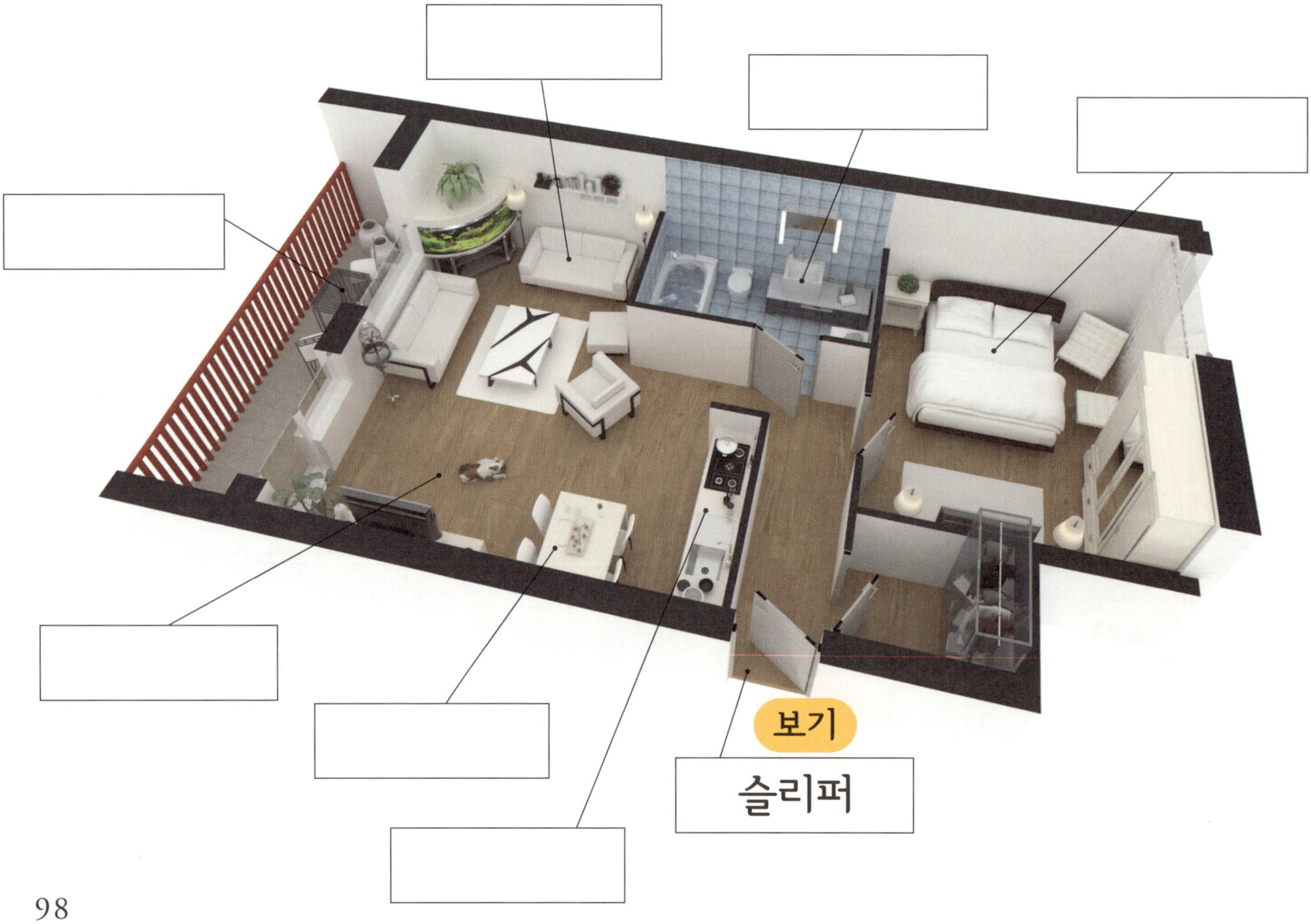

보기
슬리퍼

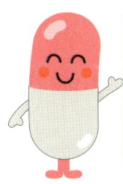 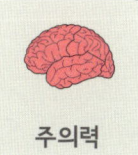

다음 6개의 그림 중에 똑같은 그림이 2개 있습니다. 다른 그림들은 어딘가 조금씩 다른 부분들이 있지요. 똑같은 두 그림을 찾아 번호에 ○ 표시해 보세요.

①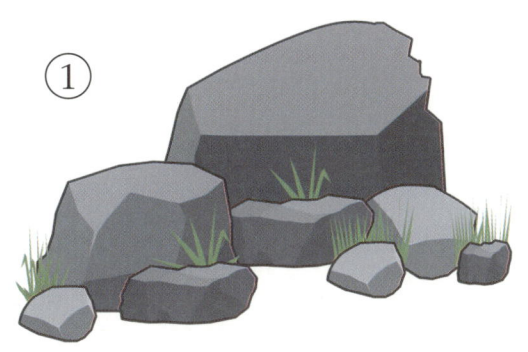

②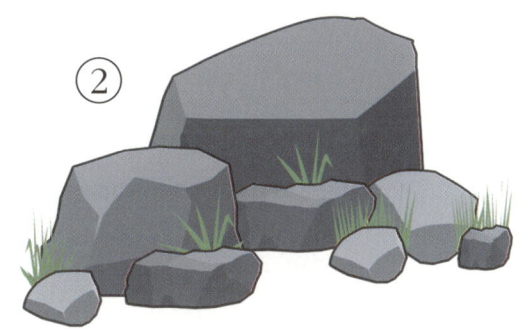

③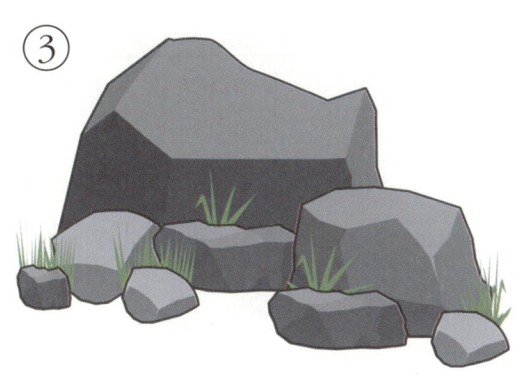

④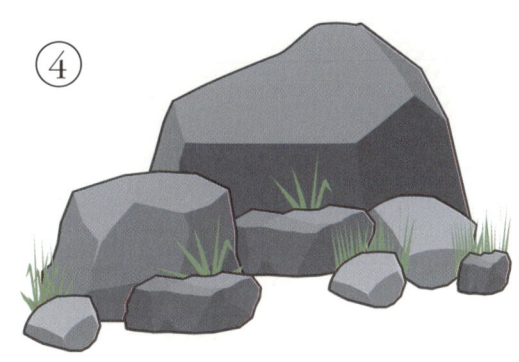

⑤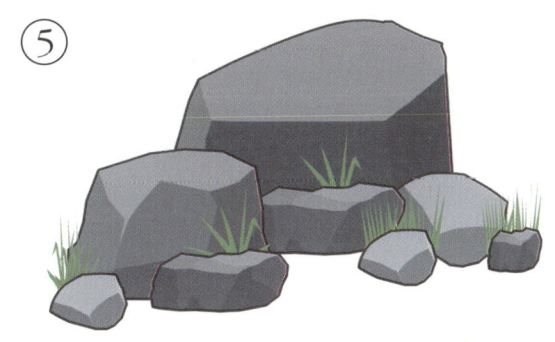

⑥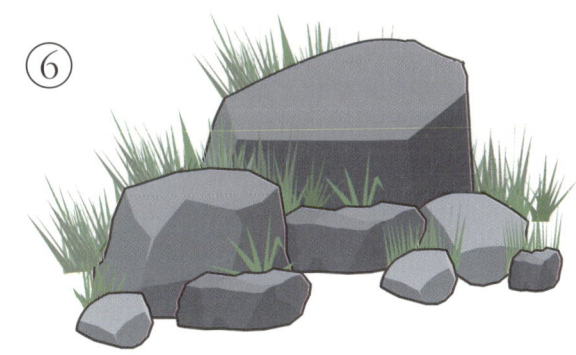

기억력

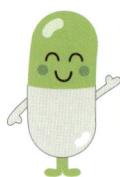

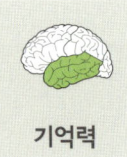

앞 장(98쪽)에서 집 안에 놓아둔 물품에 관한 기억을 떠올리며, 번호의 빈칸에 알맞은 물품의 이름을 적어 보세요

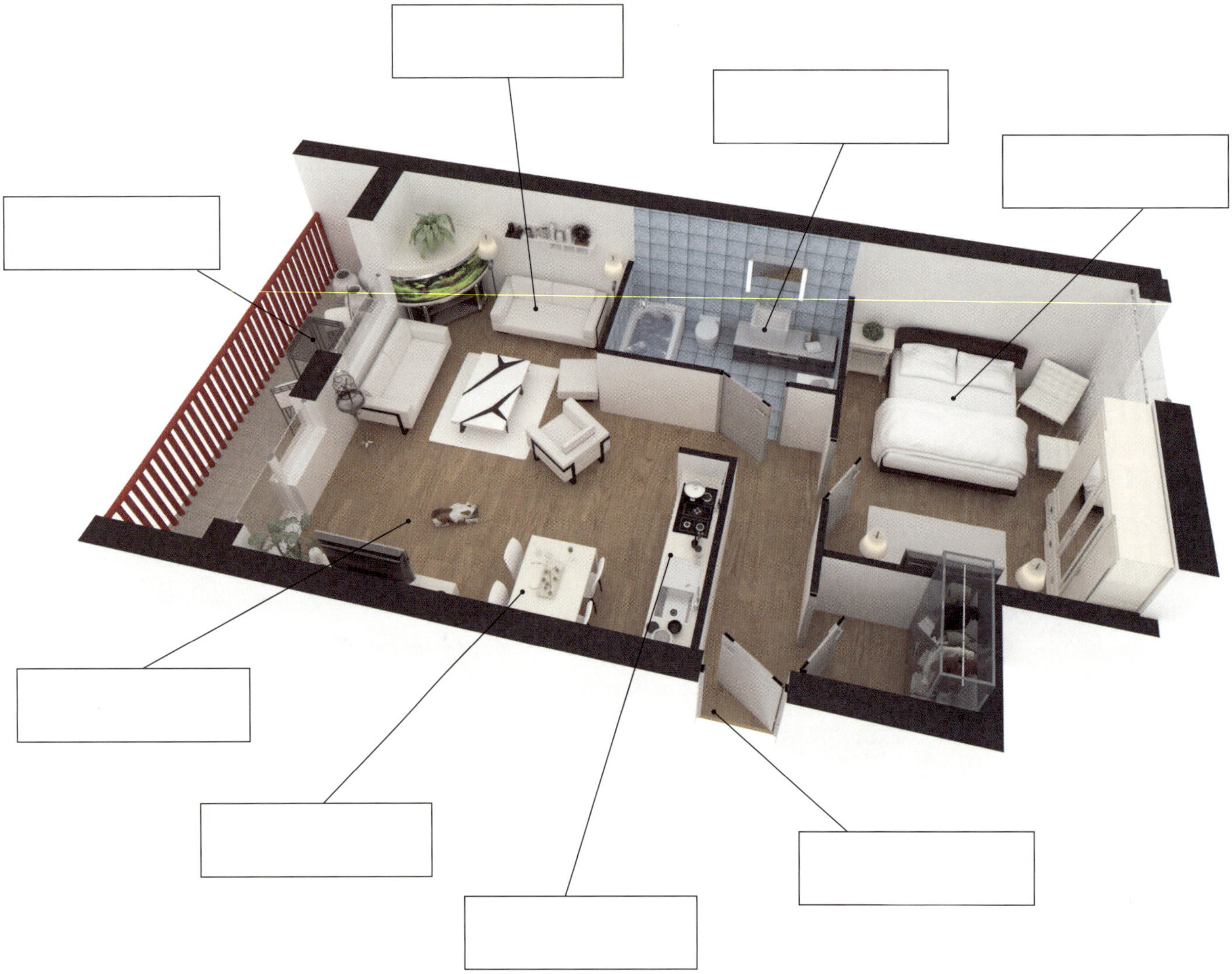

27일

날짜: _____년 ___월 ___일 ___요일 날씨: _____
시작 시각: ___시 ___분 마친 시각: ___시 ___분

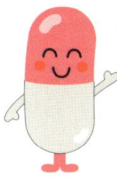 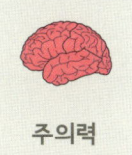

다음 중 2개의 연속된 숫자로(오름차순) 나열된 것만 골라 모두 ○ 표시해 보세요.

보기

③ ④ 7 9 5 7 8 2 6 8 1 0 7
5 6 8 2 1 2 6 5 7 5 4 8 7
6 0 3 9 7 8 2 7 9 3 5 1 2
2 9 8 6 3 4 1 2 5 8 3 4 2
1 9 3 4 6 2 5 4 5 8 5 6 9
2 3 8 5 6 9 1 2 6 9 7 5 6
2 6 7 1 9 3 4 7 2 4 6 3 8
6 7 7 9 2 6 7 1 2 3 5 8 4
3 6 7 1 6 2 4 2 9 7 1 3 5

보기를 제외한 연속된 숫자로 나열된 묶음은 모두 몇 개인가요? ( ) 개

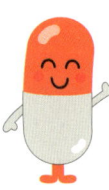 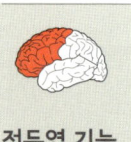

네모 안의 구슬과 아래의 숫자에는 일정한 규칙이 숨어 있습니다. 규칙을 파악한 후 빈칸에 들어갈 숫자를 적어 보세요.

1.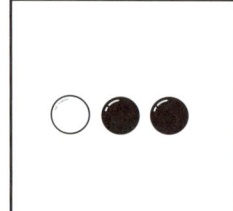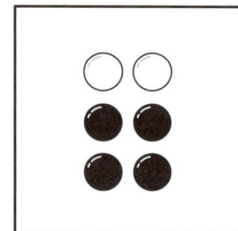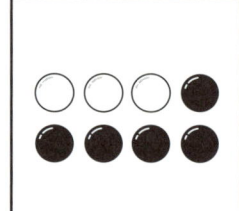

      1   2   4

2.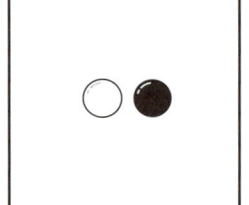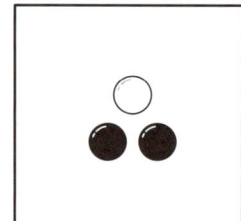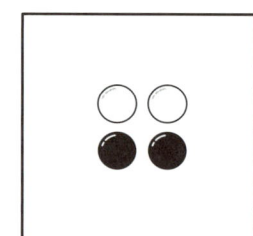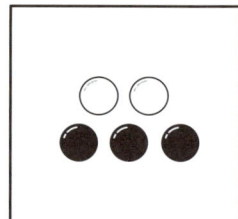

      1   1   2

3.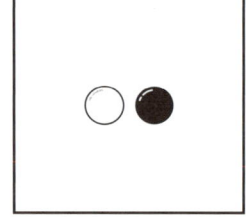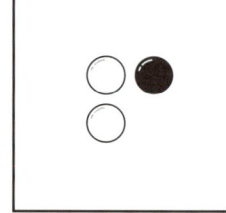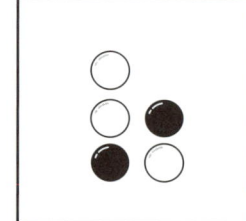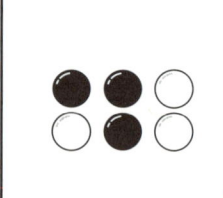

      2   3   5

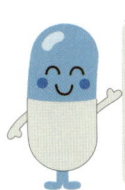 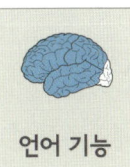

보기 와 같이 왼쪽에 제시된 글자가 지정된 위치에 들어가는 단어를 5개씩 적어 보세요.

| 보기 | 공 | | 공부, 공장, 공기, 공사, 공동 |

| | 선 | | |

| | | 미 | |

| 동 | | | |

| | 사 | | |

28일

날짜: ___년 ___월 ___일 ___요일   날씨: ___
시작 시각: ___시 ___분   마친 시각: ___시 ___분

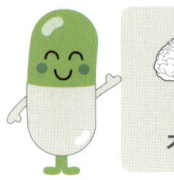 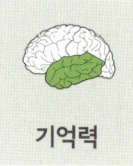

기억력

책꽂이에 아래의 책 6권을 꽂으려 합니다. 책을 꽂길 원하는 자리에 책 제목을 적어 보세요. 그리고 책의 위치를 잘 기억해 두세요.

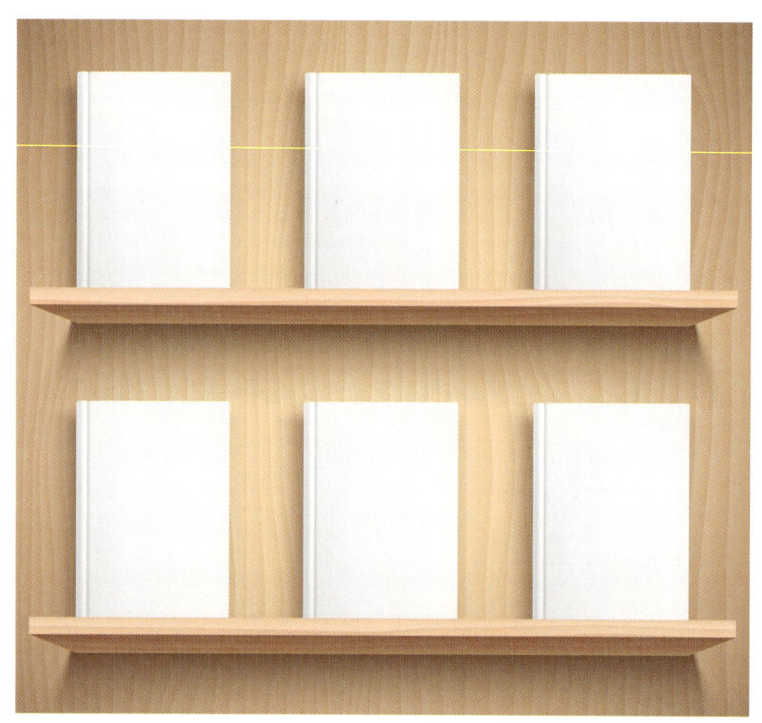

| 백설 공주 | 미녀와 야수 | 세종대왕전 |
| 삼국지 | 토지 | 장화홍련전 |

시공간 기능

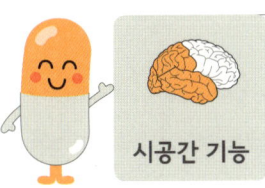

보기 와 같이 거울에 비친 글자의 모양을 (　　)안에 적어 보세요. 종이를 돌리지 말고 그대로 둔 상태에서 상상하여 적어 보세요.

보기

욷

동

(　　)

탄

(　　)

사냥

(　　)

고향길

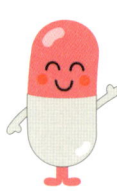 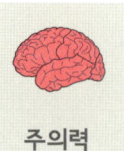 앞 장(104쪽)에서 책꽂이에 6권의 책을 꽂아 두었습니다. 책이 놓인 위치에 책 제목을 적어 보세요.

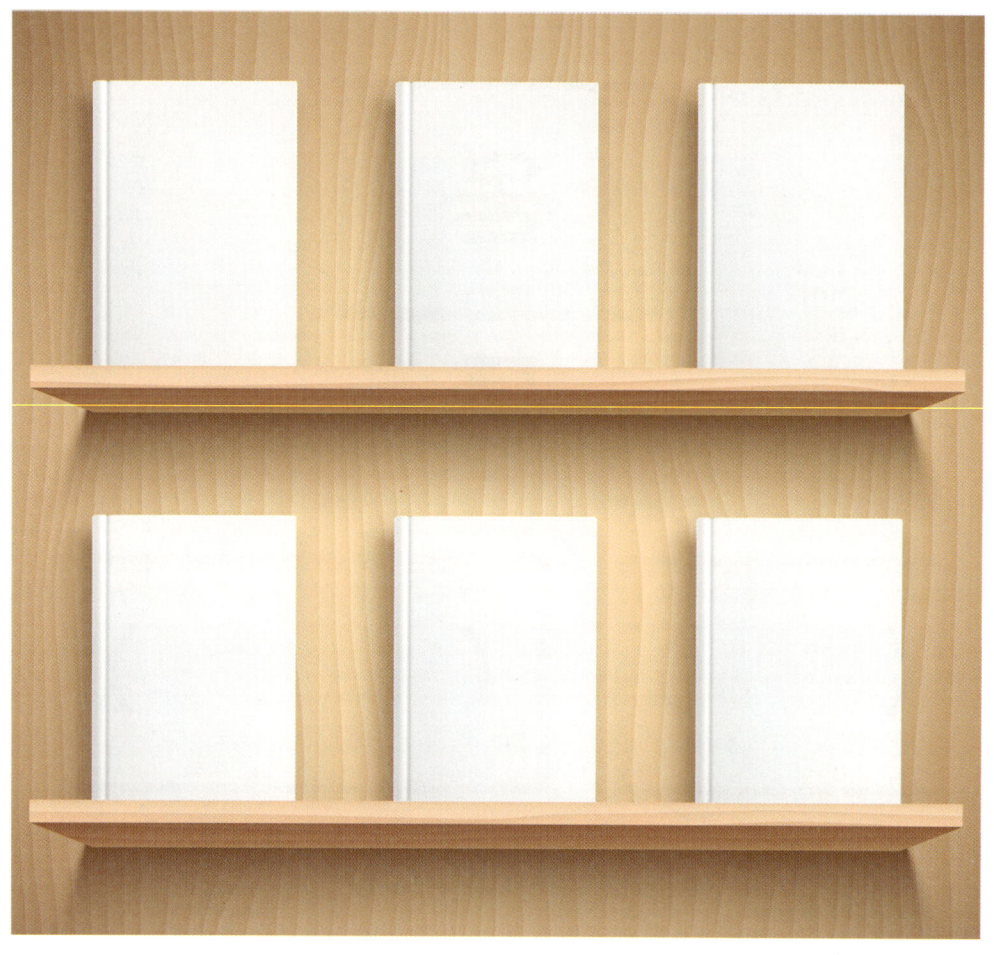

| 장화홍련전 | 토지 | 백설 공주 |

| 세종대왕전 | 삼국지 | 미녀와 야수 |

29일

날짜: _____년 ___월 ___일 ___요일   날씨: ____
시작 시각: ___시 ___분   마친 시각: ___시 ___분

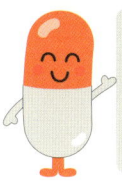 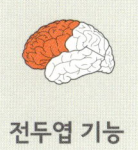 전두엽 기능

알파벳과 네모 색깔판이 서로 짝을 이루는 규칙을 잘 기억하여, 다음 빈칸에 알파벳 또는 색깔을 채워 보세요. 색깔 펜이나 색연필을 사용해 문제를 풀어 보세요.

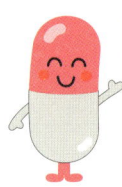 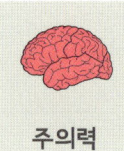

다음은 '어버이 은혜' 노래의 가사입니다. 노래를 큰 소리로 부르면서, 자음 'ㅇ'에만 모두 ◯ 표시해 보세요.

나실 제 괴로움 다 잊으시고
기를 제 밤낮으로 애쓰는 마음
진자리 마른자리 갈아 뉘시며
손발이 다 닳도록 고생하시네
하늘 아래 그 무엇이 넓다 하리오
어머님의 희생은 가이없어라

어려선 안고 업고 얼러 주시고
자라선 문 기대어 기다리는 맘
앓을사 그릇될사 자식 생각에
고우시던 이마 위에 주름이 가득
땅 위에 그 무엇이 높다 하리오
어머님의 정성은 지극하여라

사람의 마음속엔 온가지 소원
어머님의 마음속엔 오직 한 가지
아낌없이 일생을 자식 위하여
살과 뼈를 깎아서 바치는 마음
인간의 그 무엇이 거룩하리오
어머님의 사랑은 그지없어라

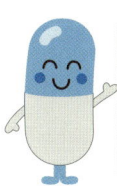 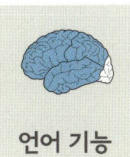

속담과 그 뜻을 올바르게 짝지어 보세요.

속담	뜻
간에 붙었다 쓸개에 붙었다 한다.	자신에게 이롭다고 생각되면 이편에 붙었다, 저편에 붙었다 지조없이 행동한다.
자다가 봉창 두드린다.	해야 할 일은 많은데 시간이 조금밖에 없다.
내 코가 석 자다.	겉으로 보기에는 보잘것없으나 내용이 훌륭하다.
뚝배기보다 장맛이 좋다.	내 사정이 급해서 남을 돌볼 여유가 없다.
날은 저물고 갈 길은 멀다.	전혀 관계없는 얼토당토않은 소리를 한다.

30일

날짜: _____년 ___월 ___일 ___요일   날씨: _____
시작 시각: ___시 ___분   마친 시각: ___시 ___분

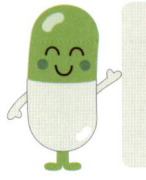 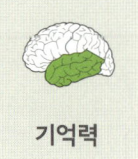
기억력

지은이가 할머니 심부름을 가려고 합니다. 아래의 지도에서 지은이가 들른 장소에 ○ 표시하고, 간 곳을 순서대로 선으로 연결해 보세요. 또 지은이가 한 일을 잘 기억해 두세요.

지은아, 할머니 심부름 좀 해 주렴.
오늘 만든 만두인데, 이것 좀 민지 이모 댁에 가져다드리고,
돌아오는 길에 도서관에서 탈무드 책 1권만 빌려 오렴. 그리고
슈퍼에 들러서 라면 1봉지랑 오이 1개, 귤 2,000원어치만 사다 주렴.

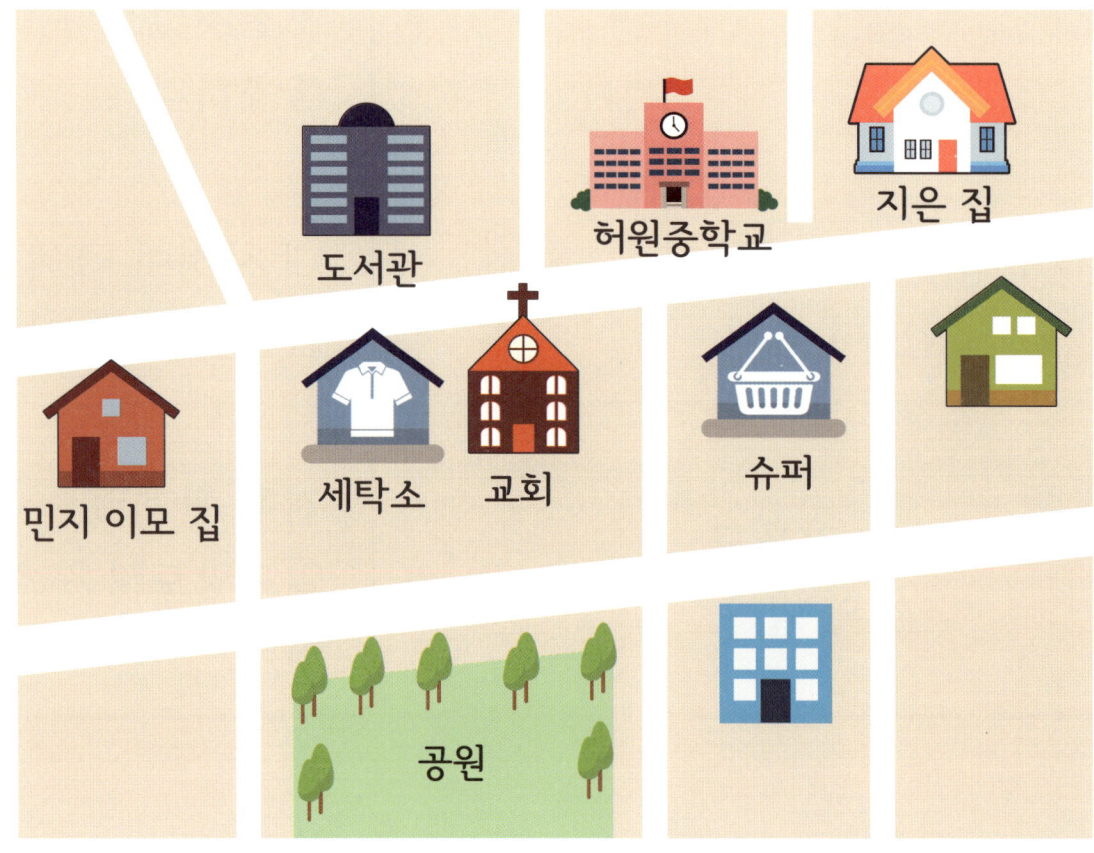

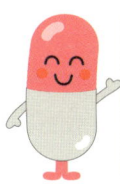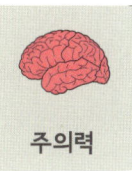

주의력

왼쪽 그림과 같은 그림을 찾아 ◯ 표시해 보세요.

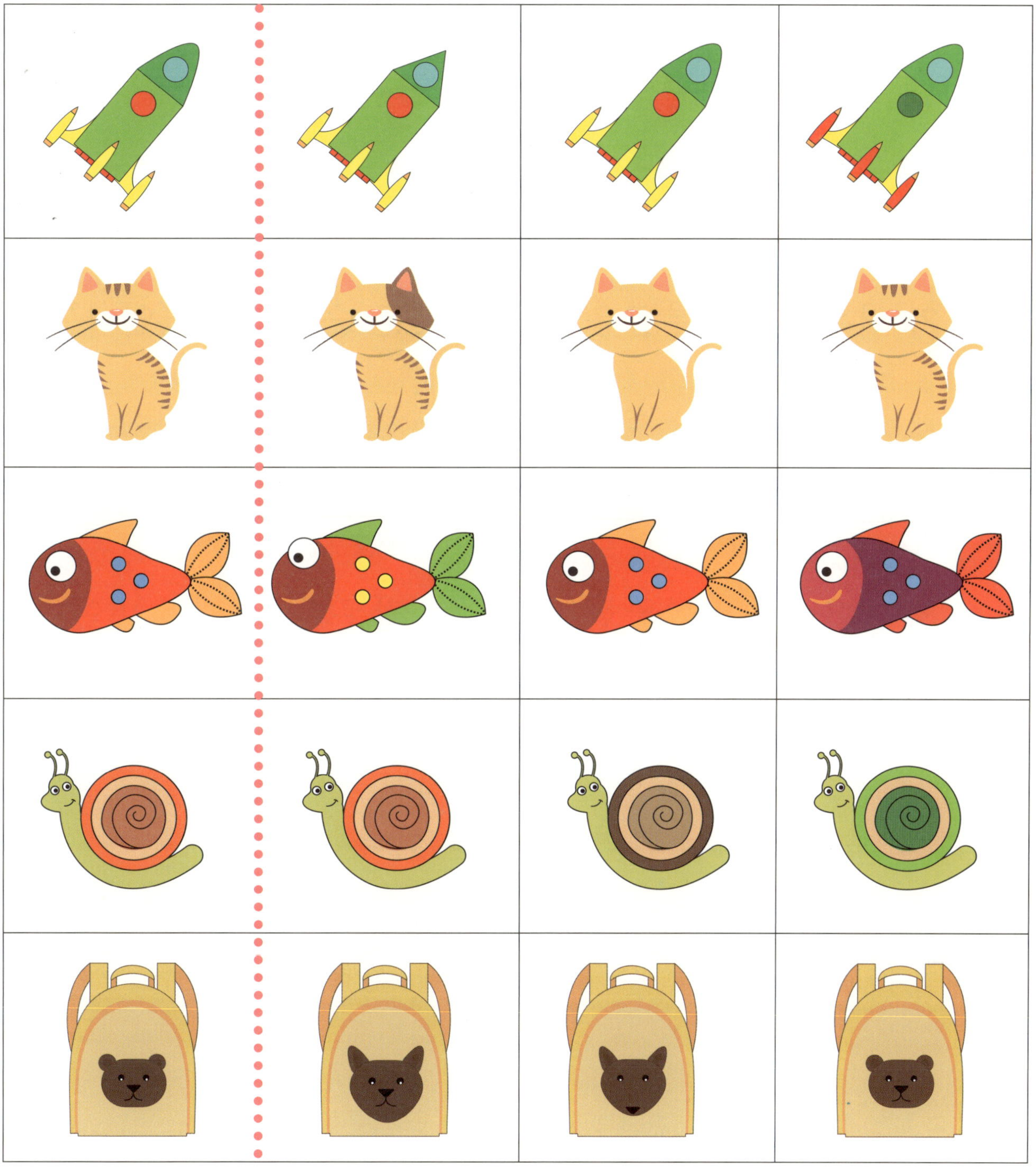

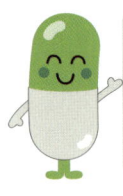 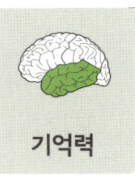

앞 장(110쪽)에서 본 지은이의 심부름 이야기를 떠올리며, 아래 물음에 답하세요.

1. 지은이는 누구의 심부름을 다녀왔나요?

   ① 삼촌   ② 할머니   ③ 할아버지   ④ 엄마

2. 지은이가 심부름을 다녀온 곳을 순서대로 기억나는 대로 적어 보세요.

   (   ) - (   ) - (   )

3. 지은이가 심부름한 내용으로 잘못된 것은 몇 번인가요?

   ① 도서관에서 탈무드 책을 빌렸다.
   ② 민지 이모 댁에 만두를 가져다드렸다.
   ③ 슈퍼에 가서 라면 1봉지를 샀다.
   ④ 슈퍼에 가서 귤 3,000원어치를 샀다.

매일매일 뇌의 근력을 키우는 치매 예방 문제집

365 Brain Fitness
365 브레인 피트니스

정 답

07

1일

날짜: _____ 년 ___ 월 ___ 일 ___ 요일 날씨: _____
시작 시각: ___ 시 ___ 분   마친 시각: ___ 시 ___ 분

주의력 보기 와 같이 원의 크기에 따라 숫자가 정해져 있습니다. 빈칸에 들어갈 알맞은 숫자를 적어 보세요.

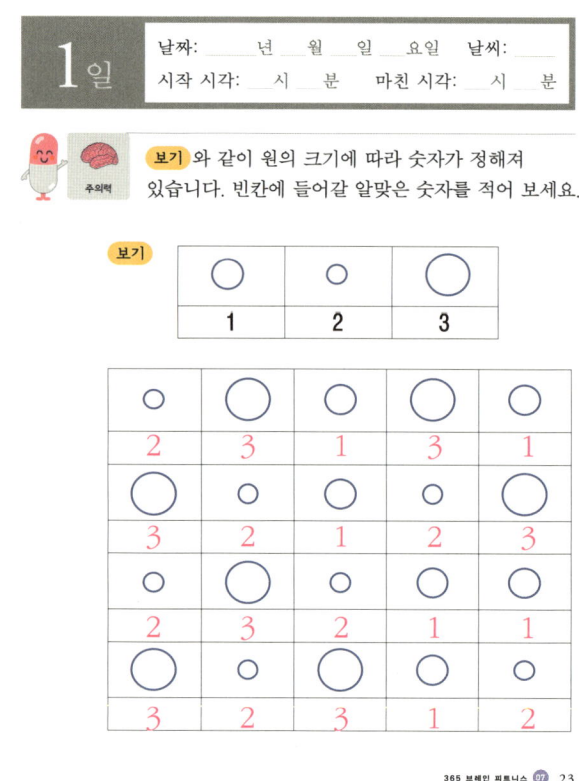

전두엽 기능 다음 악기들을 연주 형태에 따라 나누려 합니다. 현악기(줄의 진동을 이용하여 튕기거나 활로 그어서 소리 내는 악기)는 ○로 표시하고, 관악기(관을 입으로 불어 관 속의 공기를 진동시켜 소리 내는 악기)는 △로, 타악기(손이나 채로 두드리거나 흔들어 소리 내는 악기)는 □로 표시해 보세요.

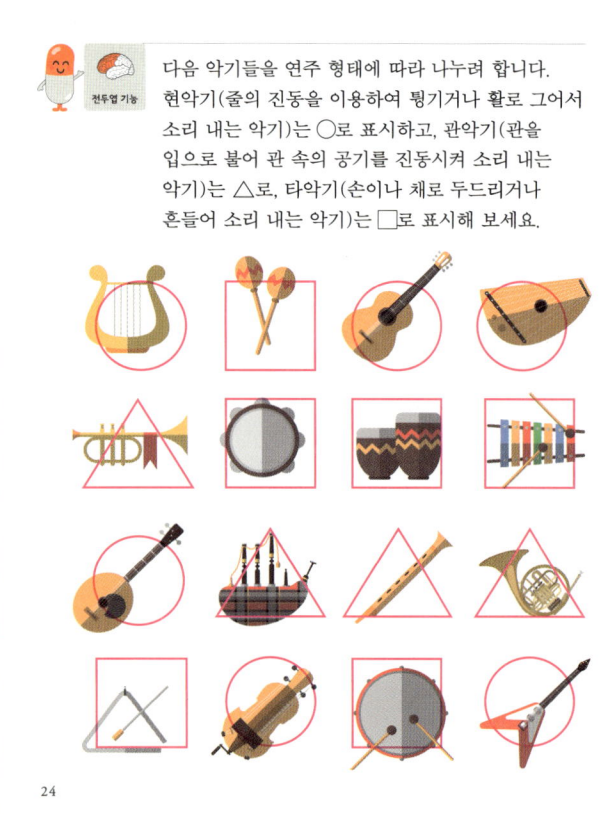

언어 기능 우리나라의 전통 놀이입니다. 그림을 보고 빈칸에 놀이 이름을 적어 보세요.

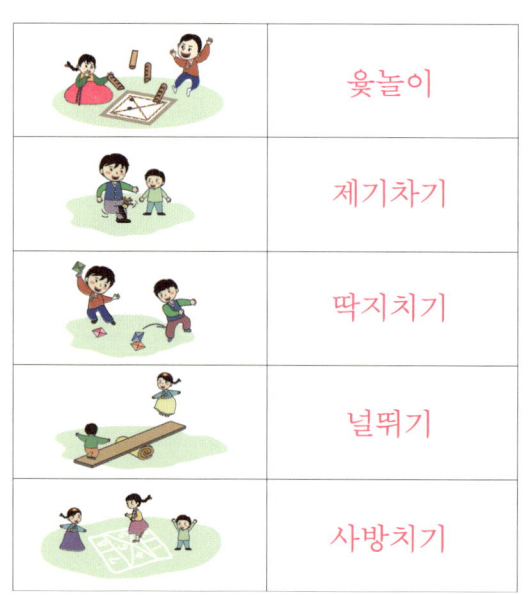

	윷놀이
	제기차기
	딱지치기
	널뛰기
	사방치기

2일

날짜: ____년__월__일__요일 날씨:____
시작 시각:__시__분 마친 시각:__시__분

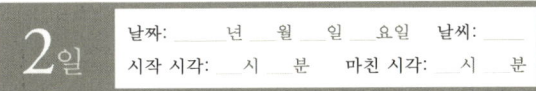
다음 4가지 도형을 순서대로 기억해 보세요.

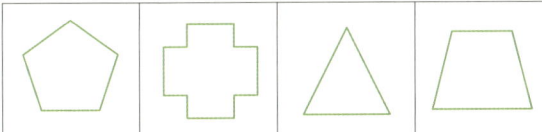

■ 기억한 위의 도형을 순서대로 빈칸에 그려 보세요.
  (위의 도형을 가리고 그려 보세요. 외우는 연습을 해 봅니다.)

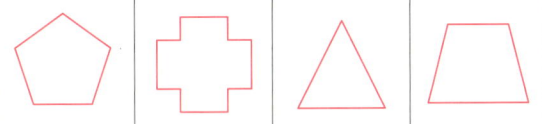

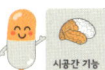
다음은 마을 지도입니다. 지도를 보면서, 문제를 차례대로 풀어 보세요.

1. 교회에 ○ 표시해 보세요.
2. 병원에 △ 표시해 보세요.
3. 교회와 병원 사이의 길을 따라 북쪽으로 사거리까지 선을 그어 보세요.
4. 그 사거리에서 왼쪽으로 돌아 두 블록 건너 삼거리가 나올 때까지 선을 그어 보세요.
5. 그 삼거리에서 오른쪽으로 돌아 북쪽으로 향할 때, 오른편에서 두 번째로 보이는 집에 ☆ 표시해 보세요.

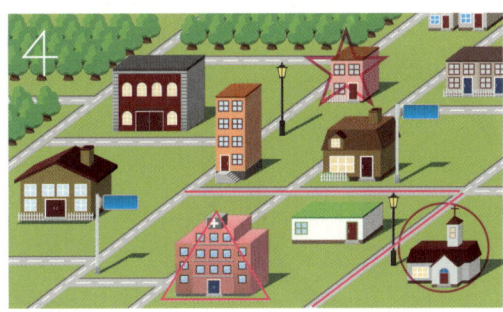

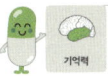
앞 장(26쪽)에서 기억한 4가지 도형을 모두 찾아 ○ 표시해 보세요.

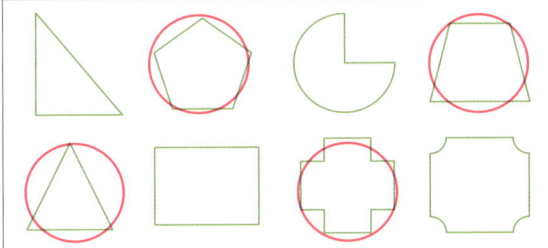

■ 앞 장(26쪽)에서 본 도형들을 빈칸에 순서대로 그려 보세요.

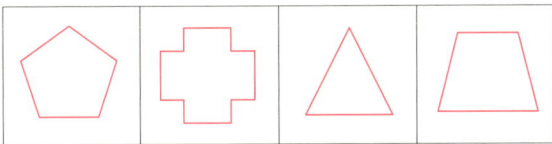

3일

날짜: ____년__월__일__요일 날씨:____
시작 시각:__시__분 마친 시각:__시__분

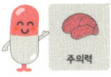
다음 도형들 가운데 ↘를 모두 찾아 ○ 표시하고, 보기를 제외한 개수도 적어 보세요. (10)개

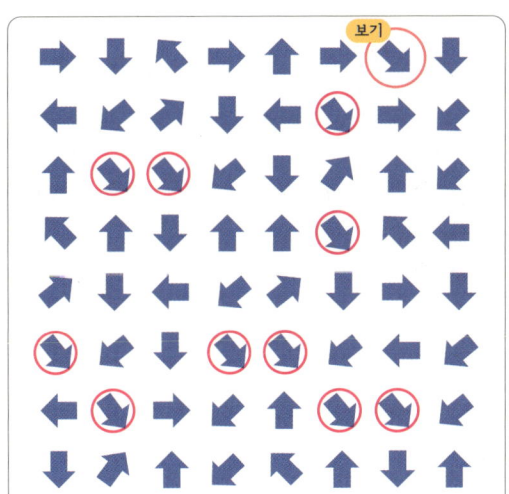

왼쪽의 시계를 보고 시각을 적어 보세요.

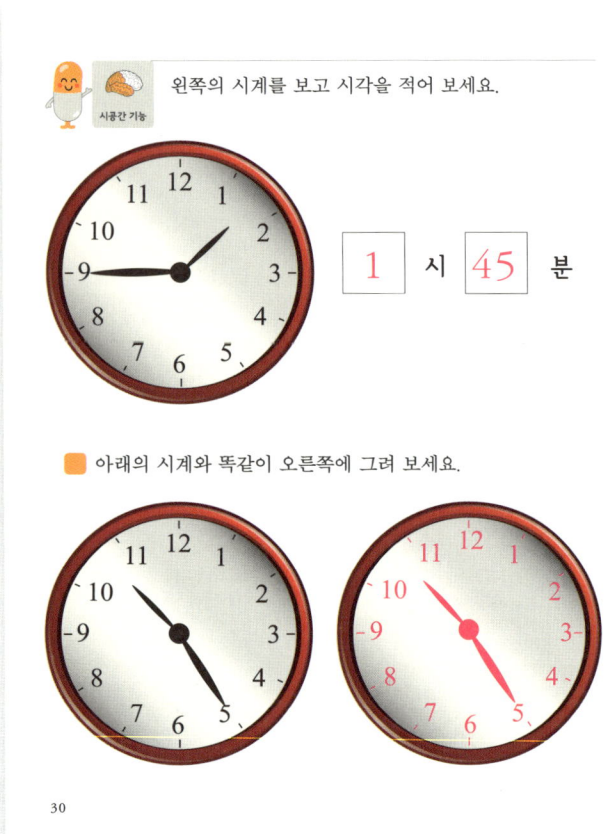

1 시 45 분

아래의 시계와 똑같이 오른쪽에 그려 보세요.

[기호-숫자]가 짝을 이루고 있습니다. 보기를 보고 빈칸에 기호와 짝이 되는 숫자를 찾아 적어 보세요.

보기

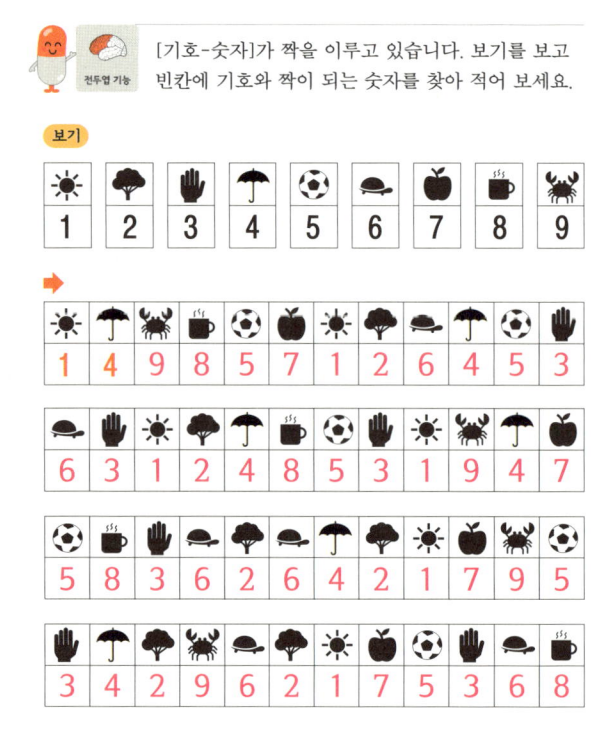

4일

날짜: ___년 ___월 ___일 ___요일 날씨: ___
시작 시각: ___시 ___분 마친 시각: ___시 ___분

가족들이 놀이공원에서 즐거운 시간을 보내고 있습니다. 그림을 잘 기억해 두고, 아래의 질문에 답해보세요.

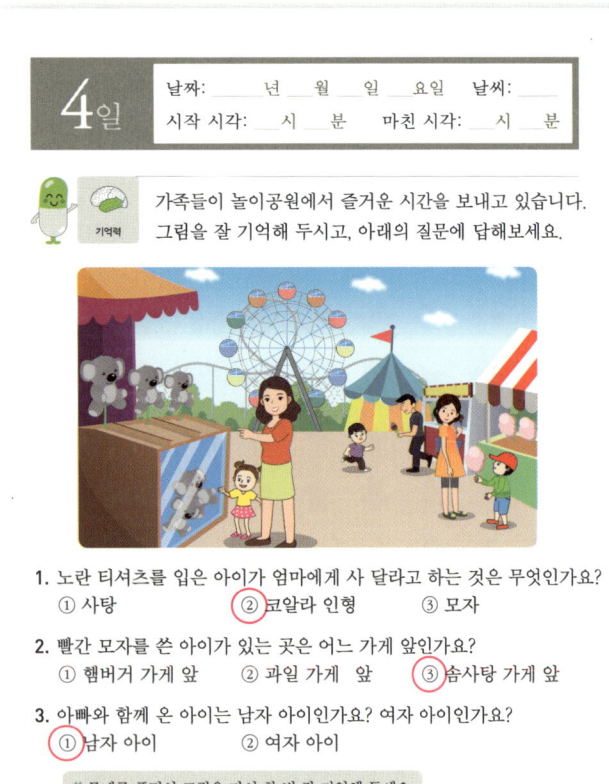

1. 노란 티셔츠를 입은 아이가 엄마에게 사 달라고 하는 것은 무엇인가요?
   ① 사탕   ②코알라 인형   ③ 모자
2. 빨간 모자를 쓴 아이가 있는 곳은 어느 가게 앞인가요?
   ① 햄버거 가게 앞   ② 과일 가게 앞   ③솜사탕 가게 앞
3. 아빠와 함께 온 아이는 남자 아이인가요? 여자 아이인가요?
   ①남자 아이   ② 여자 아이

※ 문제를 풀면서 그림을 다시 한 번 잘 기억해 두세요.

다음은 모두 가을과 관련된 단어들입니다. 초성을 보고 '가을' 하면 생각나는 것들을 떠올리면서 단어를 완성해 보세요.

1. ㄷㅍ놀ㅇ ➡ 단풍놀이
2. 알ㄹㄷㄹ ➡ 알록달록
3. ㅋㅅㅁㅅ ➡ 코스모스
4. ㅈㅇ ➡ 전어
5. ㅊㄱㅁㅂ ➡ 천고마비
6. ㄷㅅ ➡ 독서
7. ㅊㅅ ➡ 추수
8. 보ㄹㄷ ➡ 보름달
9. ㅎ과ㅇ ➡ 햇과일
10. ㅎ가ㅇ ➡ 한가위

 앞 장(32쪽)에서 본 놀이공원 그림을 떠올려 보세요. 아래 그림에서 이전과 달라진 부분을 모두 찾아 ○ 표시해 보세요.

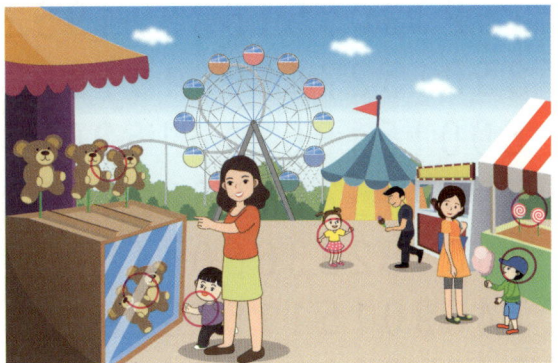

* 기억이 나지 않는다고 바로 앞 장으로 돌아가 확인하지 마시고, 최대한 스스로의 힘으로 찾아보세요!
* 미리 포기하지 마세요!

5일

날짜: ___년 ___월 ___일 ___요일 날씨: ___
시작 시각: ___시 ___분 마친 시각: ___시 ___분

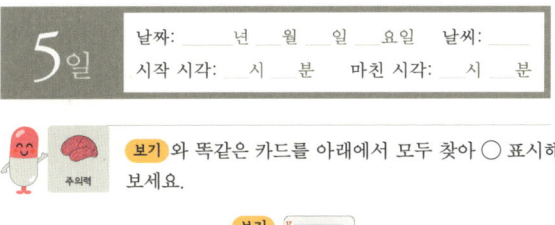 보기와 똑같은 카드를 아래에서 모두 찾아 ○ 표시해 보세요.

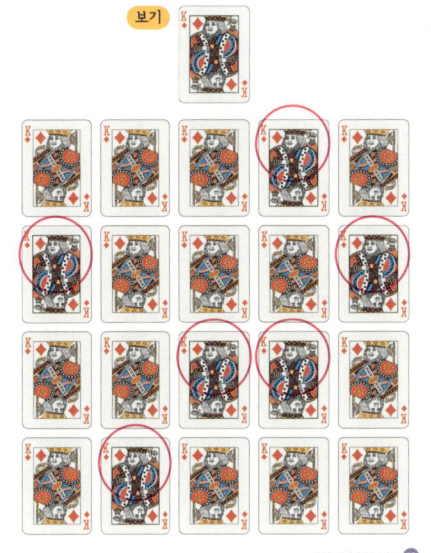

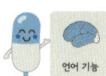 왼쪽 그림을 보고, 빈칸에 들어갈 적절한 말을 보기에서 찾아 적어 보세요.

보기

위, 앞, 안, 뒤, 아래

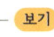 1. 토끼 (앞)에 당근이 있어요.

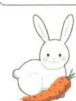 2. 지붕 (위)에 눈이 쌓였네요.

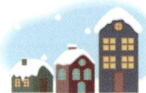 3. 아이가 나무 (뒤)에 숨어 있어요.

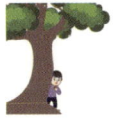 4. 물고기들이 어항 (안)에서 헤엄을 치고 있어요.

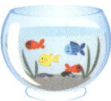

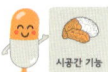 다음 손 그림 가운데 오른손을 모두 찾아 ○ 표시해 보세요.

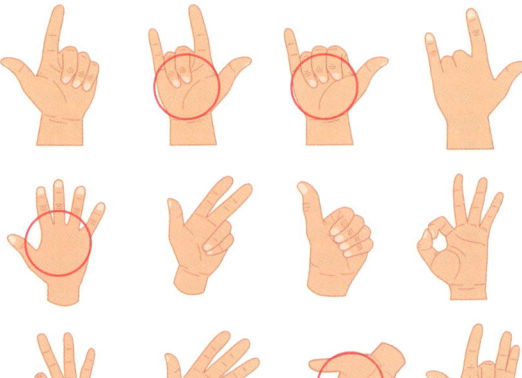

6일

날짜: ___ 년 ___ 월 ___ 일 ___ 요일 날씨: ___
시작 시각: ___ 시 ___ 분 마친 시각: ___ 시 ___ 분

기억력 다음은 윷놀이 표입니다. 윷 모양, 규칙, 그리고 '도, 개, 걸, 윷, 모'의 상징 동물을 적었습니다. 표를 잘 보고 내용을 기억해 두세요.

윷 모양	규칙	상징 동물
도	앞으로 한 칸 이동	돼지
개	앞으로 두 칸 이동	개
걸	앞으로 세 칸 이동	양
윷	앞으로 네 칸 이동 윷을 한 번 더 던질 수 있음	소
모	앞으로 다섯 칸 이동 윷을 한 번 더 던질 수 있음	말

주의력 숫자들이 배열되어 있습니다. 보기 와 같이 1 다음에 5가 오는 것을 모두 찾아 ○ 표시해 보세요.

보기

1 5 2 7 9 0 3 5 1 5 3 5 7 4 9 5 2
3 5 0 1 5 2 7 4 6 9 0 1 5 1 8 0 3
6 9 0 1 5 1 8 0 3 1 4 1 5 2 0 9 4
9 0 3 5 1 5 3 5 1 5 6 0 2 2 7 5 4
3 5 0 1 5 2 3 3 6 8 0 4 1 5 7 3 2
7 4 6 9 0 1 5 1 1 6 7 3 3 9 1 8 0
5 4 5 1 5 6 0 2 2 7 5 4 7 0 1 1 2
5 2 3 3 6 8 0 4 1 5 7 4 1 7 1 9 0
3 5 0 1 1 5 2 7 4 6 0 4 7 7 2 1 1

기억력 앞 장(38쪽)에서 기억한 윷놀이 표를 떠올려 보세요. 윷 모양, 규칙 그리고 상징 동물을 알맞게 연결해 보세요.

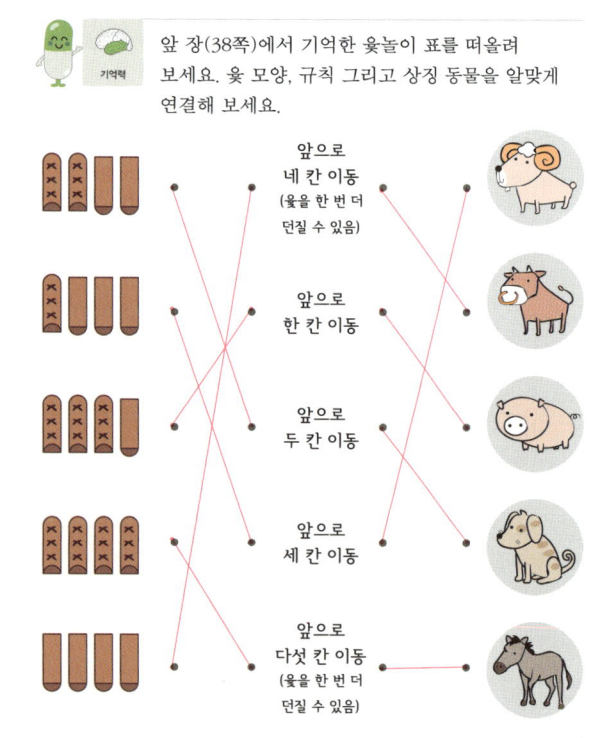

7일

날짜: ___ 년 ___ 월 ___ 일 ___ 요일 날씨: ___
시작 시각: ___ 시 ___ 분 마친 시각: ___ 시 ___ 분

언어 기능 다음 표에는 가로 방향 또는 세로 방향에 주방용품과 관련된 단어가 10개 숨어 있습니다. 모두 찾아서 ○ 표시해 보세요.

간	렌	두	돌	이	오	말	통
의	주	지	더	과	도	양	행
자	걱	프	마	지	후	크	주
말	이	라	고	늘	냄	비	랭
톤	추	이	숟	부	지	조	무
쟁	장	팬	가	판	이	도	마
반	도	시	락	통	소	리	오
구	두	탈	고	박	거	품	기

다음 그림의 ? 자리에 들어갈 그림 조각을 찾아보세요.

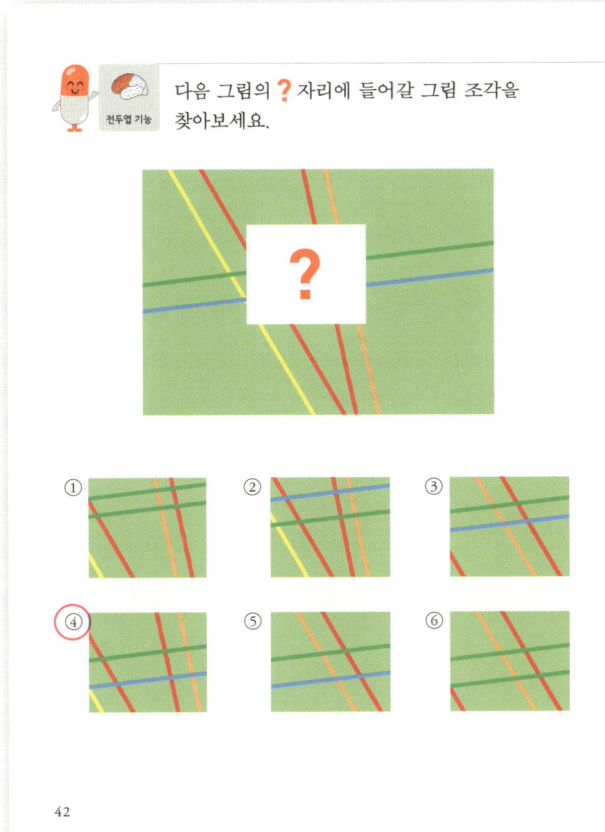

사과의 크기가 큰 것부터 순서대로 빈칸에 번호를 적어 보세요.

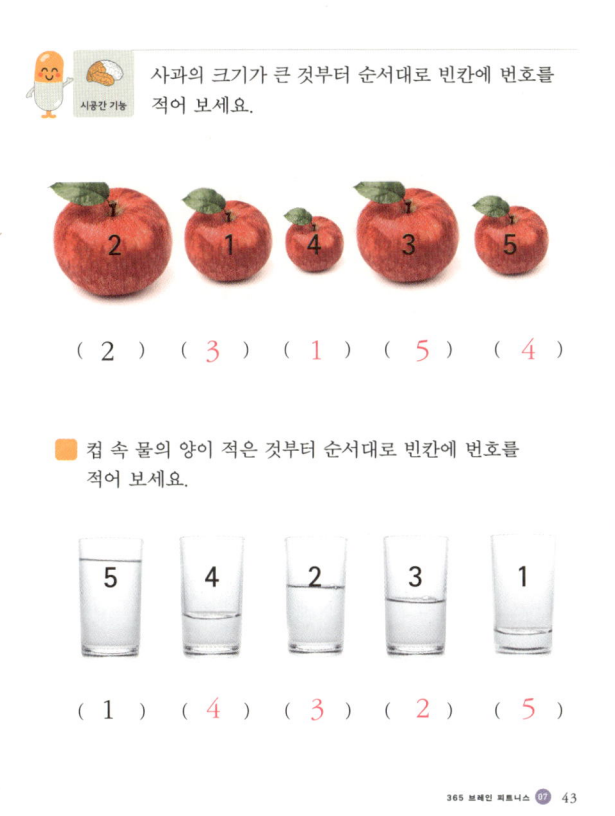

(2) (3) (1) (5) (4)

■ 컵 속 물의 양이 적은 것부터 순서대로 빈칸에 번호를 적어 보세요.

(1) (4) (3) (2) (5)

8일

날짜: ___년 ___월 ___일 ___요일   날씨: ___
시작 시각: ___시 ___분   마친 시각: ___시 ___분

다음 그림은 장난감 수납장입니다. 수납장 안에 있는 장난감들의 위치와 종류를 잘 기억해 두세요.

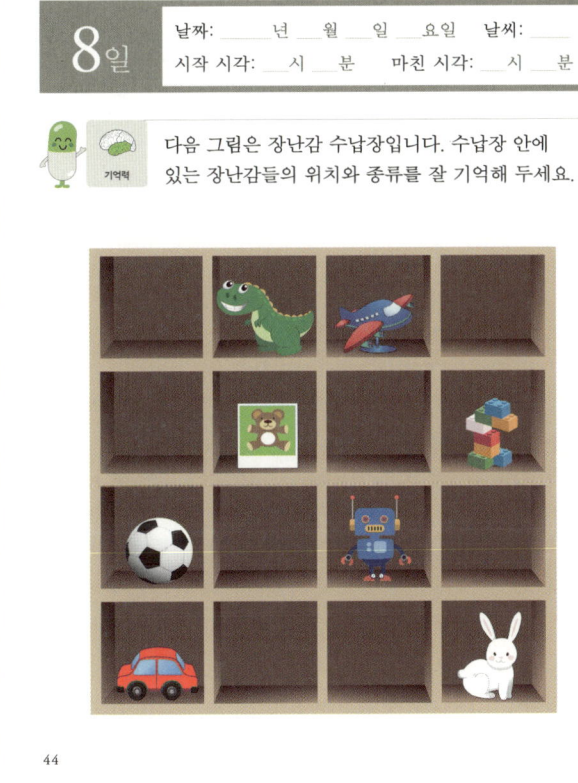

숫자가 규칙적으로 나열되어 있습니다. 보기를 참고하여 빈칸을 채워 보세요. 검은색 칸은 건너뛰고, 흰색 칸에 알맞은 숫자를 적어 보세요.

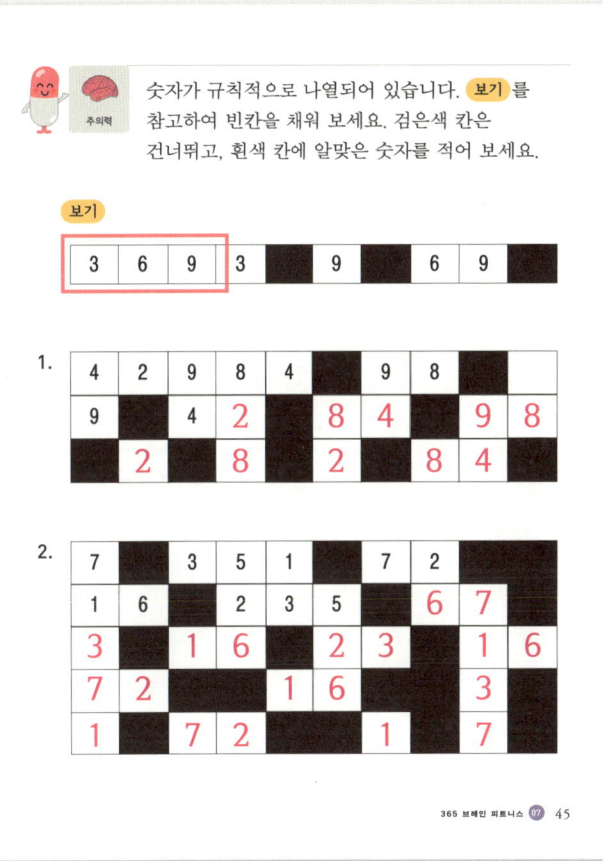

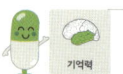 앞 장(44쪽)에서 기억한 장난감 수납장을 떠올리며, 빈칸에 장난감의 번호를 적어 보세요.

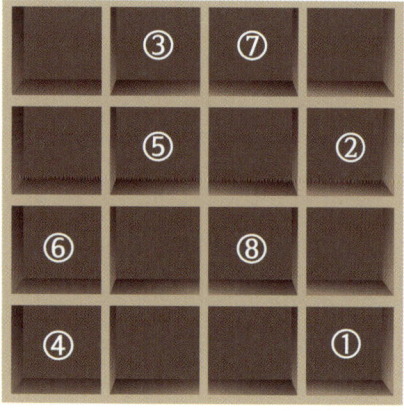

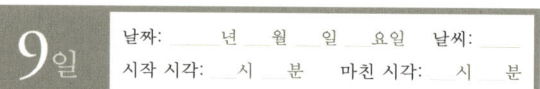

9일

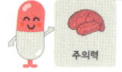 다음 중 C를 모두 찾아 ○ 표시하고, C 개수를 세어 적어 보세요. (14)개

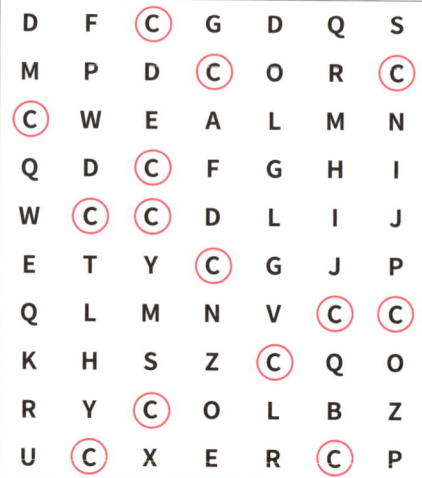

 다음 표에는 '넥타이', '치마'를 포함하여, 의복과 관련된 단어가 가로 또는 세로 방향에 숨어 있습니다. 보기 2개를 제외한 12개를 모두 찾아서 ○ 표시해 보세요.

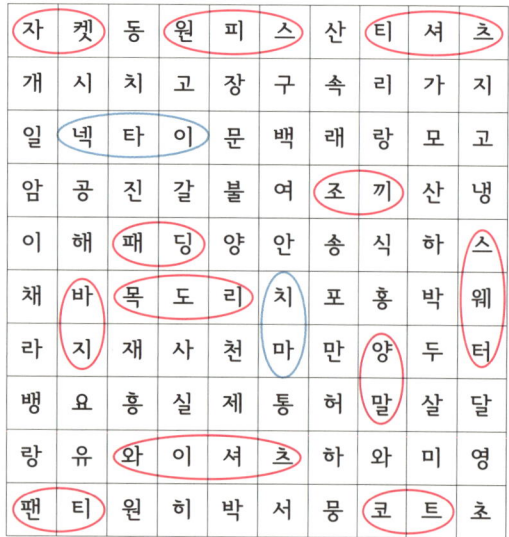

다음 그림의 순서를 잘 보고, 질문에 답해 보세요.

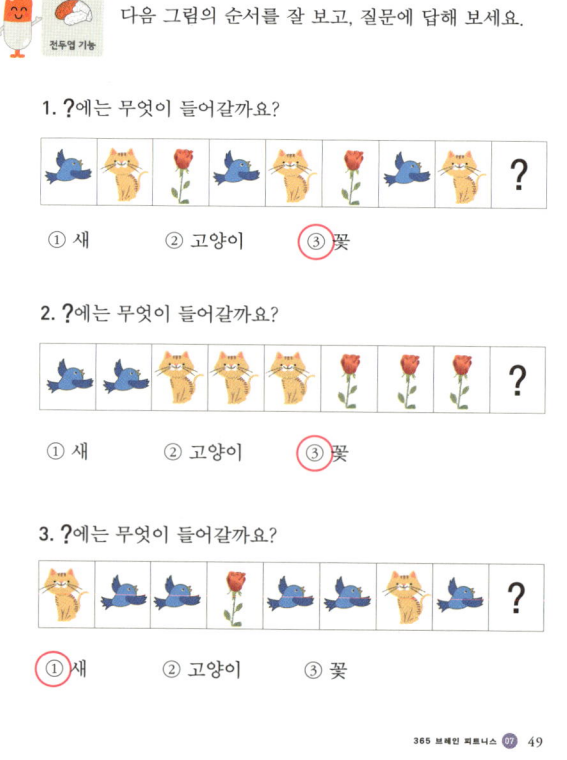

10일

날짜: ___년 ___월 ___일 ___요일 날씨: ___
시작 시각: ___시 ___분 마친 시각: ___시 ___분

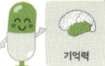 다음 단어들을 보고, 아래 칸에 그림을 그려 보세요. 잘 그리지 않아도 좋으니, 자유롭게 그려 보세요.

사과	별	모자
숟가락	부채	파

다 그리셨다면, 6개의 단어를 잘 외워 두세요!

검은색 구슬과 흰색 구슬이 일정한 순서대로 정렬되어 있습니다. 위의 그림과 똑같아지도록 아래에 구슬을 그려 보세요.

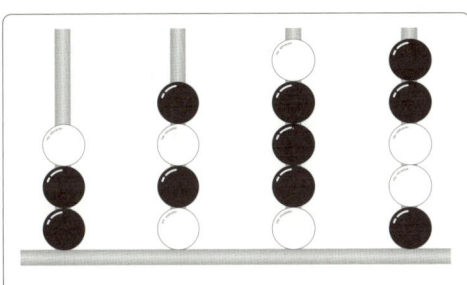

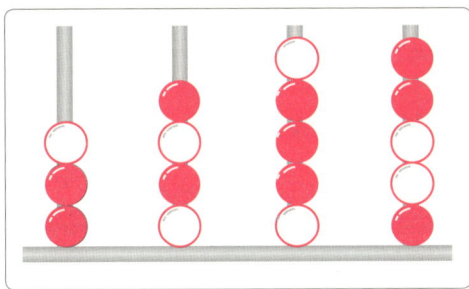

앞 장(50쪽)에서 6개의 단어를 그리면서 외웠습니다. 6개의 단어가 무엇이었는지 기억나는 대로 적어 보세요.

사과	별	모자
숟가락	부채	파

■ 다 적지 못해도 괜찮습니다. 혹시 단어를 잊어버렸다면 기억을 떠올릴 수 있도록 힌트를 드리겠습니다. 힌트를 보고, 다시 한 번 6개의 단어를 적어 보세요.

과일의 한 종류	스스로 빛을 내는 천체	의류의 한 종류
사과	별	모자

주방용품의 한 종류	여름에 사용하는 물건	채소의 한 종류
숟가락	부채	파

11일

날짜: ___년 ___월 ___일 ___요일 날씨: ___
시작 시각: ___시 ___분 마친 시각: ___시 ___분

그림과 문장이 일치하도록, 단어들을 순서대로 선으로 연결해 보세요.

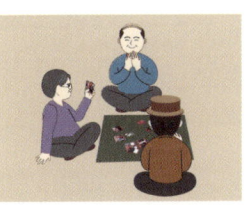 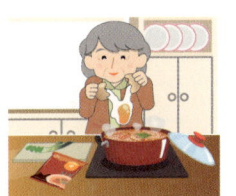

할아버지들이 • — • 할머니가
라면을 • ✕ • 고스톱을
치고 있습니다 • — • 끓이고 있습니다

자동차로 주차장까지 가려고 합니다. 주차장으로 이어지는 길을 찾아 선으로 연결해 보세요.

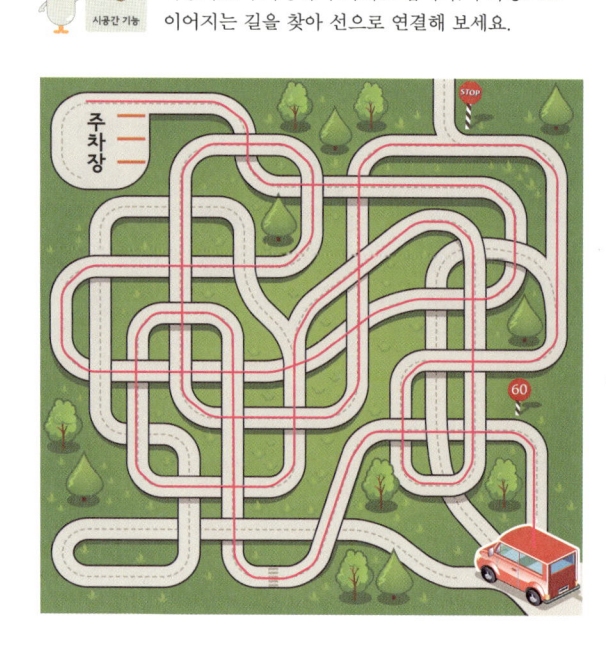

양궁 단체전 경기가 벌어지고 있습니다. 이제 B팀이 마지막 화살을 쏠 차례입니다. B팀은 최소한 어느 색 과녁을 맞추면 승리하게 될까요?

(검정)색

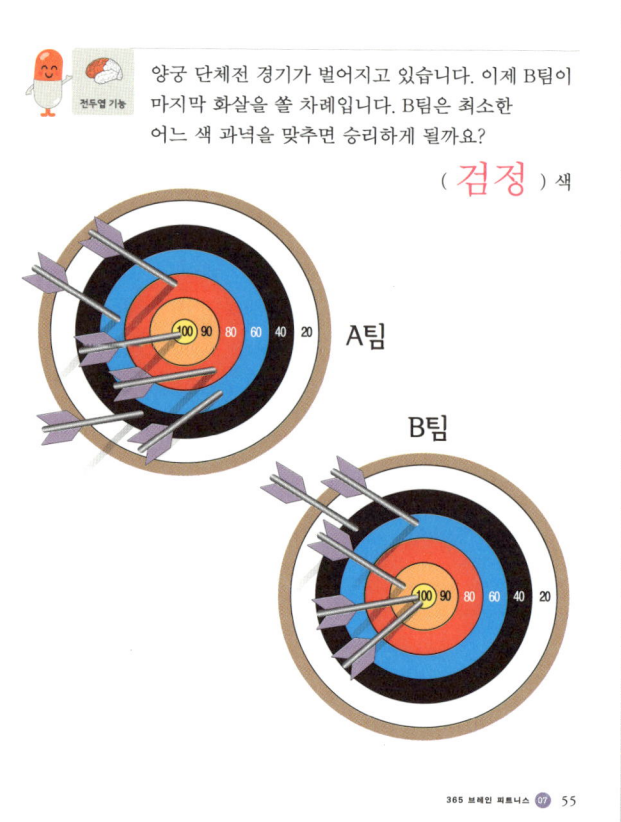

12일

날짜: ___년 ___월 ___일 ___요일   날씨: ___
시작 시각: ___시 ___분   마친 시각: ___시 ___분

다음은 이진주 씨의 이력서입니다. 이력서를 잘 보고 내용을 기억해 두세요.

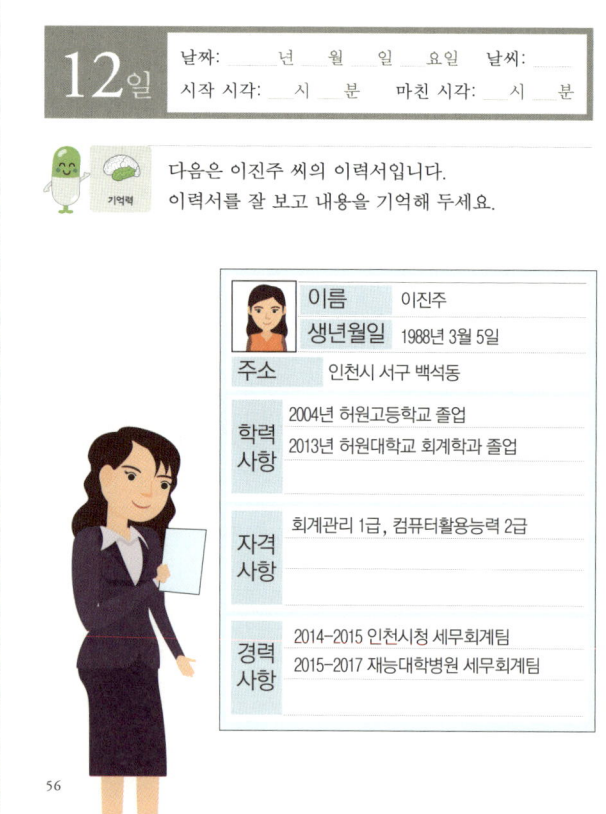

다음 연산 문제를 풀어 보세요.

45+31=76	24+34=58	25+63=88	75+12=87	61+24=85
16+83=99	14+52=66	21+23=44	74+21=95	35+34=69
61+29=90	42+39=81	13+29=42	28+42=70	54+28=82
24+37=61	33+47=80	55+39=94	16+77=93	18+38=56

 앞 장(56쪽)에서 본 이진주 씨의 이력서를 떠올리며, 아래 문제를 풀어 보세요.

1. 진주 씨가 사는 곳은 어디인가요?
① 서울　② 천안　③ 인천　④ 부산

2. 진주 씨의 대학교 전공은 무엇인가요?
① 회계학과　② 경제학과　③ 정치학과　④ 수학과

3. 진주 씨는 몇 개의 자격증을 가지고 있나요?
(2) 개

4. 진주 씨가 이전에 일한 곳은 어디인가요?
① 서울시청　② 허원병원
③ 평생교육원　④ 재능대학병원

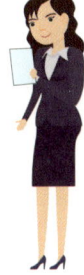

13일 날짜: ___ 년 ___ 월 ___ 일 ___ 요일　날씨: ___
시작 시각: ___ 시 ___ 분　마친 시각: ___ 시 ___ 분

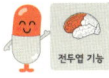 다음은 도형과 숫자로 이루어진 연산 문제입니다. **?** 에 어떤 숫자가 들어갈지 알아맞혀 보세요.

🟦 = 🟥 × 2

🟩 − 🟦 = 🟥

🟩 = 🟥 × ?　(3)

🔴 + 🔵 = 🟢

🔵 + 3 = 🔴

🟢 = 🔵 × ? + ?　(2)(3)

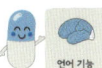 제시하는 초성으로 시작하는 단어들을 5개 이상씩 적어 보세요.

ㄱ ㅁ
가뭄　고무, 고모, 기마, 기물, 개미 등

ㅇ ㄹ
오리　여름, 왕래, 이리, 아래. 이름 등

ㅍ ㅅ
포수　필승, 필수, 풍속, 판사, 평소 등

이외에도 다양한 답이 나올 수 있습니다.

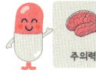 과일의 개수를 세어 연산 문제를 풀어 빈칸에 들어갈 숫자를 적어 보세요.

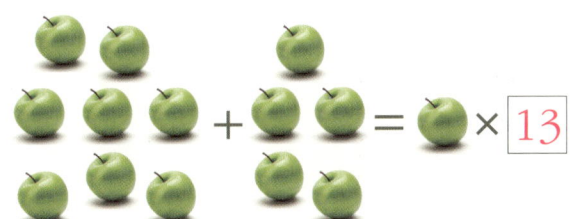

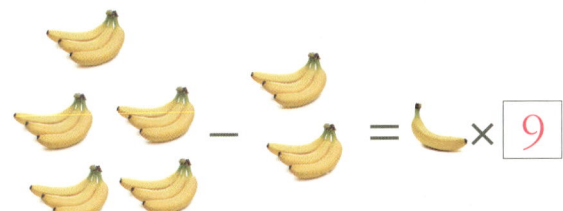

14일

날짜: ___년 ___월 ___일 ___요일 날씨:
시작 시각: ___시 ___분 마친 시각: ___시 ___분

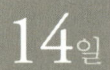
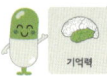 다음 글과 사진을 잘 보고 내용을 기억해 두세요.

> 나라마다 역사와 문화에 따라서 고유한 양식의 신전이 있다. 이집트 카르나크 신전, 잉카 마추픽추 태양 신전, 그리스 파르테논 신전, 로마의 판테온, 중국의 천단 등을 예로 들 수 있다.

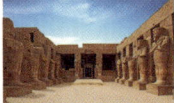 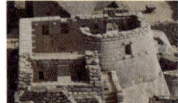 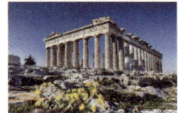
이집트 카르나크 신전   잉카 마추픽추 태양 신전   그리스 파르테논 신전

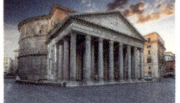 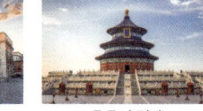
로마의 판테온   중국의 천단

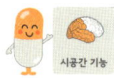 감나무에 열린 감을 따려고 합니다. 높이가 제각각인 감을 따려면, 각각 어떤 나무 막대기를 사용하는 것이 적합할지 괄호 안에 적어 보세요.

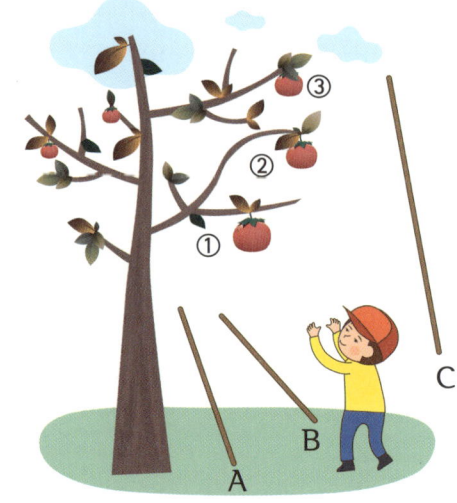

①번 감 (B) ②번 감 (A) ③번 감 (C)

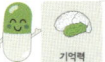 앞 장(62쪽)의 글을 떠올리며, 신전 이름과 사진을 연결해 보세요.

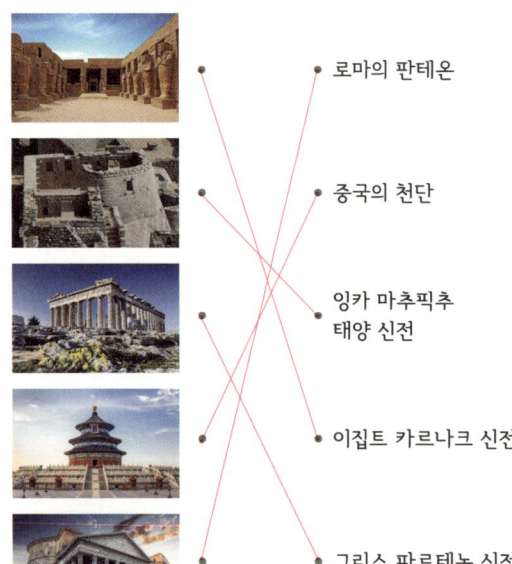

- 로마의 판테온
- 중국의 천단
- 잉카 마추픽추 태양 신전
- 이집트 카르나크 신전
- 그리스 파르테논 신전

15일

날짜: ___년 ___월 ___일 ___요일 날씨:
시작 시각: ___시 ___분 마친 시각: ___시 ___분

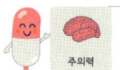 다음 중 보기 와 같이 'b'와 'd'가 나란히 붙어 있는 것을 모두 찾아 ○ 표시하고, 개수도 세어 보세요.

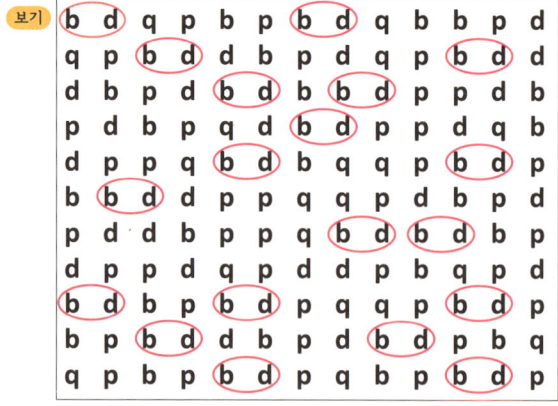

'b'와 'd'가 나란히 붙어 있는 묶음의 개수는 보기를 제외하고 모두 몇 개인가요? (18)개

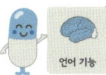 단어를 소리 나는 대로 적었습니다. 어떤 단어의 소리일지 생각해서 맞춤법에 맞게 단어를 적어 보세요.

1. 노핌말 ➡ **높임말**
2. 외양깐 ➡ **외양간**
3. 괜찬타 ➡ **괜찮다**
4. 깁쑤카다 ➡ **깊숙하다**
5. 보고십따 ➡ **보고싶다**
6. 궁물 ➡ **국물**
7. 구워삼따 ➡ **구워삶다**

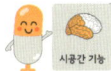 차가 출발지에서 도착지까지 가려 합니다. 신호등이 빨간불(적신호)일 때는 갈 수 없고, 파란불(청신호)일때만 지나갈 수 있습니다. 갈 수 있는 경로를 선으로 표시해 보세요.

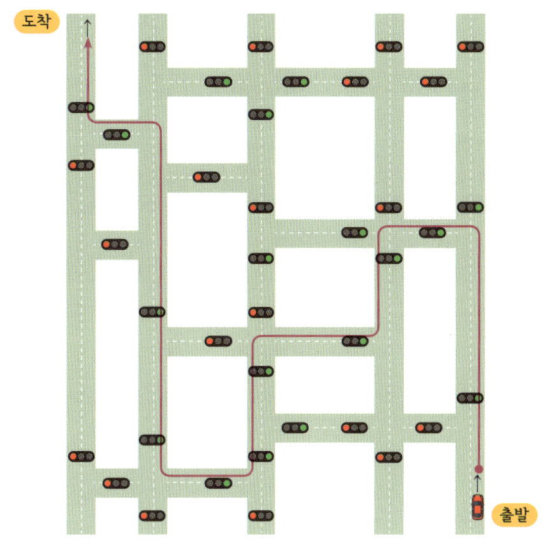

16일

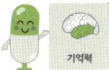 할아버지, 할머니, 아버지, 어머니, 손자, 손녀가 함께 사는 대가족이 식사를 하고 있습니다. 그림을 잘 보면서 가족 구성원이 입은 상의 색깔을 적어 보세요. 그리고 이들의 직업을 잘 기억해 두세요.

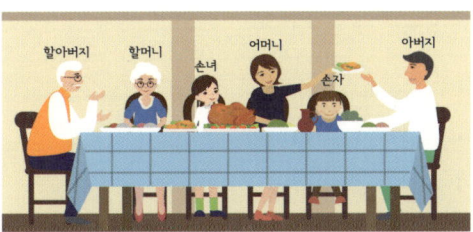

	입은 옷의 색깔	직업
할아버지	**주황색**	전직 사업가
할머니	**파란색**	전직 교사
아버지	**흰색**	현재 공무원
어머니	**검정색**	현재 약사
손녀	**흰색**	중학교 1학년 학생
손자	**파란색**	초등학교 3학년 학생

 카드 그림을 순서대로 따라가면서, 카드의 모양이 2장 앞의 카드와 일치한다면 ○를, 색깔이 2장 앞의 카드와 일치한다면 ×로 표시해 보세요.

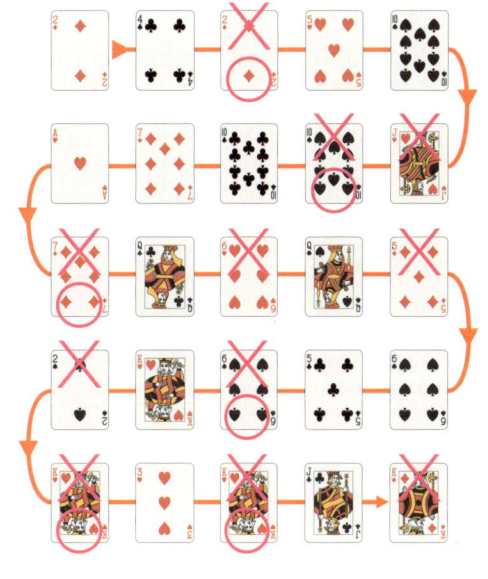

앞 장(68쪽)에서 본 대가족에 관한 그림과 표를 떠올리면서 빈칸에 알맞은 단어를 적어 보세요.

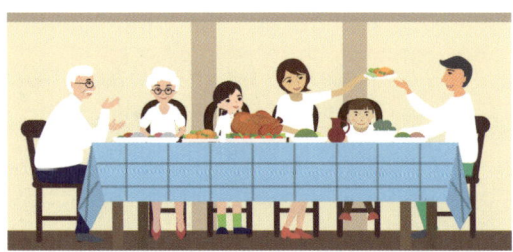

	입은 옷의 색깔	직업
할아버지	주황색	전직 사업가
할머니	파란색	전직 교사
아버지	흰색	현재 공무원
어머니	검정색	현재 약사
손녀	흰색	중학교 1학년 학생
손자	파란색	초등학교 3학년 학생

17일

날짜: ___년 ___월 ___일 ___요일 날씨:
시작 시각: ___시 ___분 마친 시각: ___시 ___분

 다음 글을 잘 읽고, 질문에 답해 보세요.

1.
- 창수 할아버지는 신자 할머니보다 2살 많습니다.
- 신자 할머니는 도훈 할아버지보다 어립니다.
- 창수 할아버지는 도훈 할아버지보다 1살 어립니다.

나이가 가장 많은 사람은 누구일까요?
(도훈 할아버지)

2.
- 은진이는 지은이보다 칭찬 스티커가 2개 더 많습니다.
- 은진이는 민주보다 칭찬 스티커가 1개 더 적습니다.
- 보민이는 은진이보다 칭찬 스티커가 2개 더 많습니다.

칭찬 스티커를 가장 많이 가진 사람은 누구일까요?
(보민)

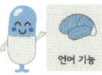 그림과 이름을 알맞게 연결해 보세요.

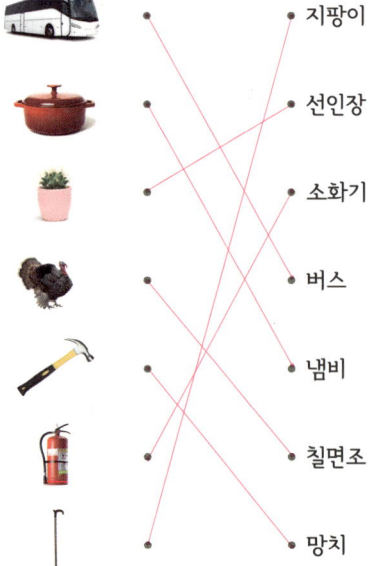

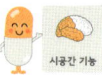 왼쪽의 도형을 오른쪽 빈칸에 똑같이 그려 보세요.

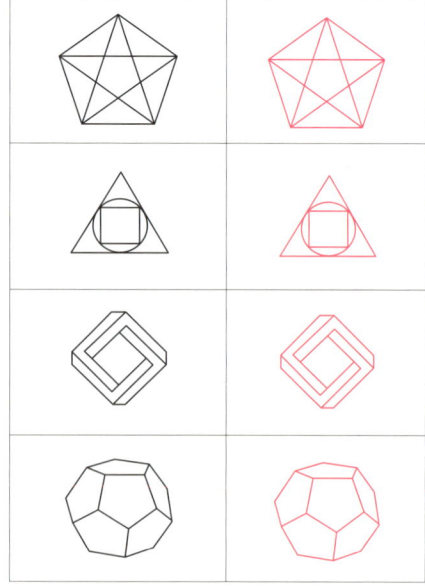

18일

날짜: ___년 ___월 ___일 ___요일   날씨: ___
시작 시각: ___시 ___분   마친 시각: ___시 ___분

다음은 세계 여러 나라의 국기입니다. 국기와 나라 이름을 연결 지어 기억해 두세요.

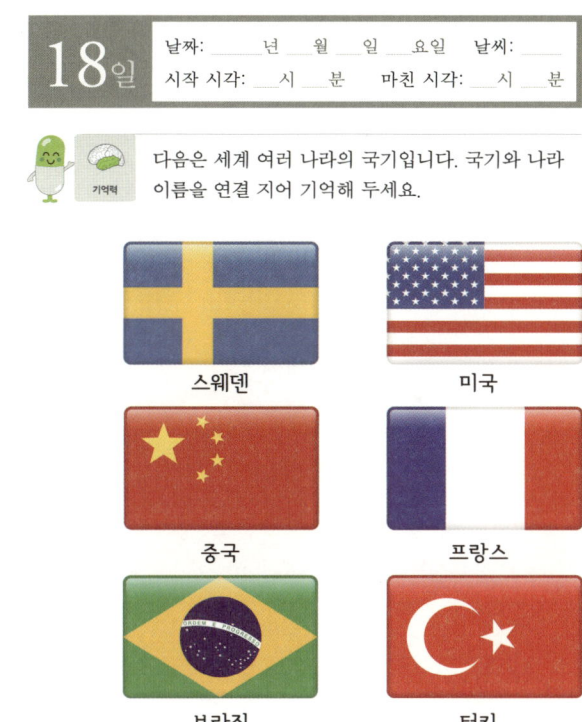

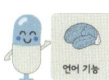 〈보기〉와 같이 주어진 단어를 조합하여 한 문장을 만들어 보세요. 단어의 순서는 바꿔도 됩니다.

〈보기〉 토끼, 다람쥐, 도토리, 당근

토끼는 당근을, 다람쥐는 도토리를 먹고 있다.
* 주어진 단어를 모두 사용하여 문장을 만들었다면 정답입니다

1. 할머니, 경로당, 고스톱, 귤

    할머니가 경로당에 가서 귤을 먹으며 사람들과 고스톱을 치고 있다.

2. 대공원, 솜사탕, 풍선, 원숭이

    엄마 아빠와 대공원에 가서 원숭이를 보고 아빠가 솜사탕과 풍선을 사 주셔서 기분이 좋았다.

3. 생일, 선물, 곰 인형, 케이크

    친구 생일 파티에 가서 친구에게 곰 인형을 선물하고 케이크를 나누어 먹었다.

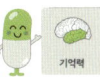 앞 장(74쪽)에서 기억한 내용을 떠올리며, 국기 아래에 나라 이름을 적어 보세요.

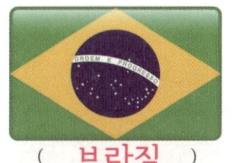 (**브라질**)   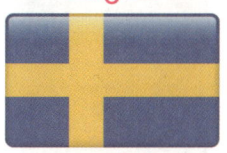 (**프랑스**)

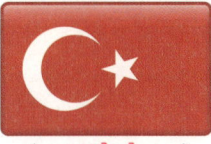 (**터키**)   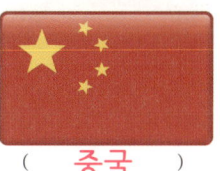 (**스웨덴**)

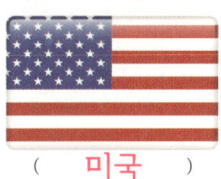 (**미국**)   (**중국**)

19일

날짜: ___년 ___월 ___일 ___요일   날씨: ___
시작 시각: ___시 ___분   마친 시각: ___시 ___분

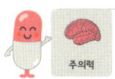 다음은 '미로 찾기'입니다. 입구에서 시작하여 출구로 나가는 길을 찾아 선으로 표시해 보세요.

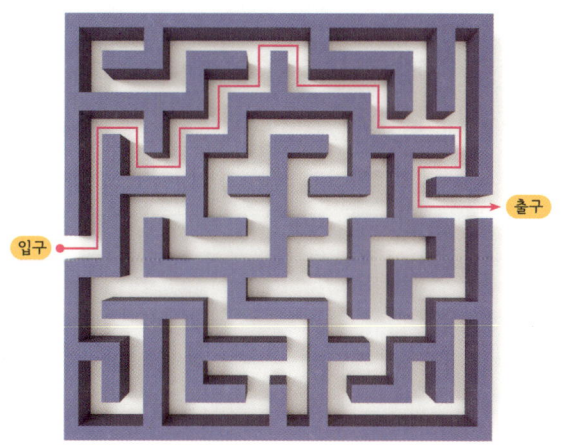

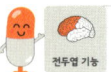 다음은 난센스 퀴즈입니다. 질문에 적절한 답을 주어진 글자에 맞게 적어 보세요.

1. 가장 부러운 비는? 　왕 | 비

2. 노인들이 가장 좋아하는 폭포 이름은? 　나 | 이 | 아 | 가 | 라

3. 나이가 많은 사람들에게 자주 찾아오는 물은? 　가 | 물 | 가 | 물

4. 날마다 가슴에 흑심을 품고 있는 것은? 　연 | 필

5. 가시 하나가 실을 달고 여러 고개를 넘는 것은? 　바 | 느 | 질

6. 나의 울음으로 시작해서 남의 울음으로 끝나는 것은? 　인 | 생

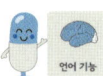 왼쪽 단어의 유의어와 반의어를 찾아 선으로 연결해 보세요.

	유의어	반의어
1. 승리	기밀	공개
2. 완성	우승	불화
3. 사실	실징	위태
4. 비밀	성취	고의
5. 조화	무료	실패
6. 무상	적응	패배
7. 소통	평화	허구
8. 실수	과실	의심
9. 안전	믿음	유상
10. 신뢰	교류	단절

20일

날짜: ___ 년 ___ 월 ___ 일 ___ 요일　날씨: ___
시작 시각: ___ 시 ___ 분　마친 시각: ___ 시 ___ 분

 다음은 여러 가지 공구를 소개한 표입니다. 친숙하지 않은 공구들도 있습니다. 표를 잘 보고 사진과 이름을 기억해 두세요.

사진	이름
	멍키 스패너
	롱 노즈 플라이어
	파이프 렌치
	락킹 플라이어
	펜치

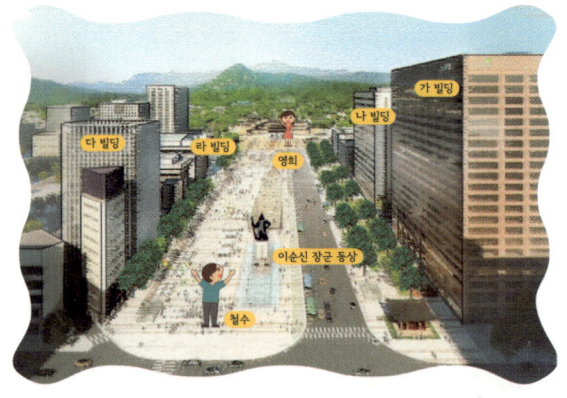 철수와 영희가 광화문 광장에 서 있습니다. 두 사람의 위치와 방향을 보고, 다음 문장이 맞으면 ○에 틀리면 ✕에 표시해 보세요.

1. 이순신 장군 동상과 더 가까이 있는 사람은 철수다.　○ ✕
2. 영희의 오른쪽에는 라 빌딩이 있다.　○ ✕
3. 철수의 오른쪽에는 가 빌딩이 있다.　○ ✕
4. 영희에게는 가 빌딩이 나 빌딩보다 더 가깝다.　○ ✕

앞 장(80쪽)에서 기억한 공구들을 떠올리며, 아래 공구의 이름을 적어 보세요.

(멍키 스패너)

■ 공구와 이름을 선으로 연결해 보세요.

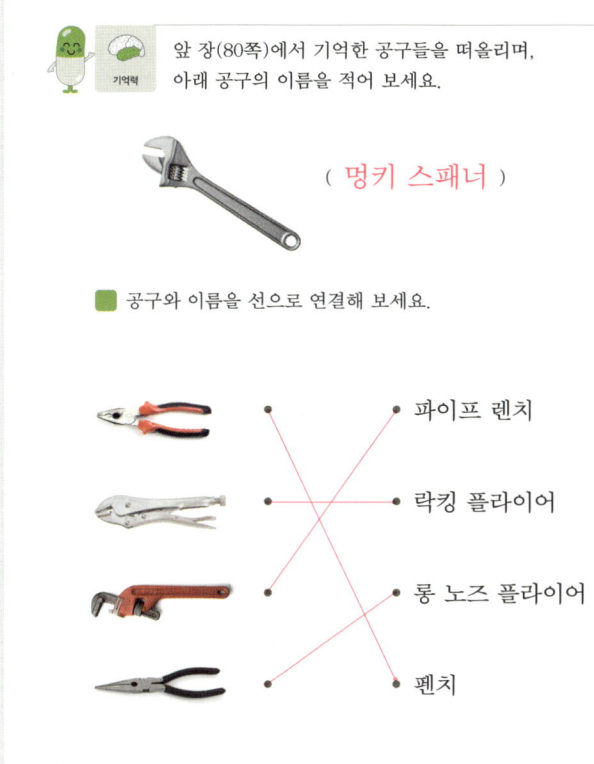

21일

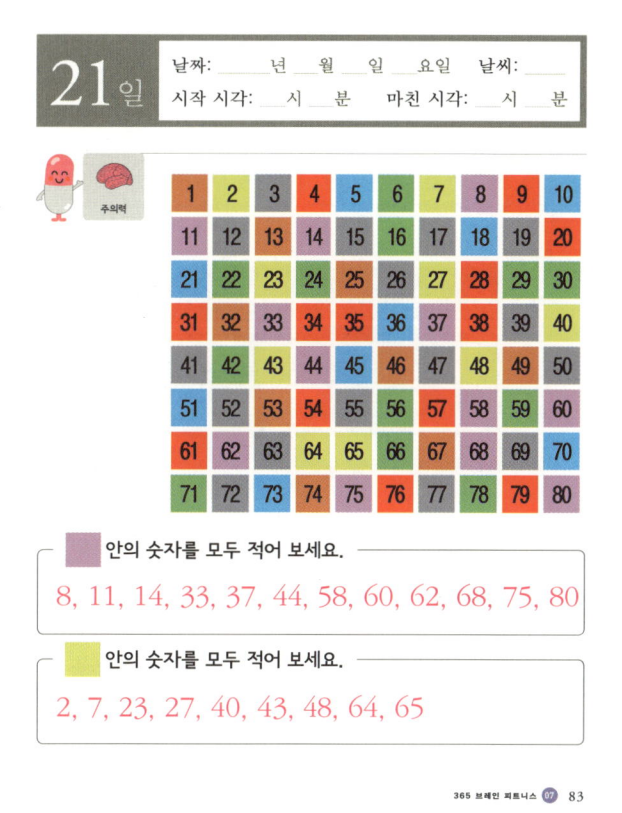

안의 숫자를 모두 적어 보세요.
8, 11, 14, 33, 37, 44, 58, 60, 62, 68, 75, 80

안의 숫자를 모두 적어 보세요.
2, 7, 23, 27, 40, 43, 48, 64, 65

보기 와 같이 왼쪽의 모음과 자음을 조합하여 만들 수 있는 단어를 빈칸에 적어 보세요.

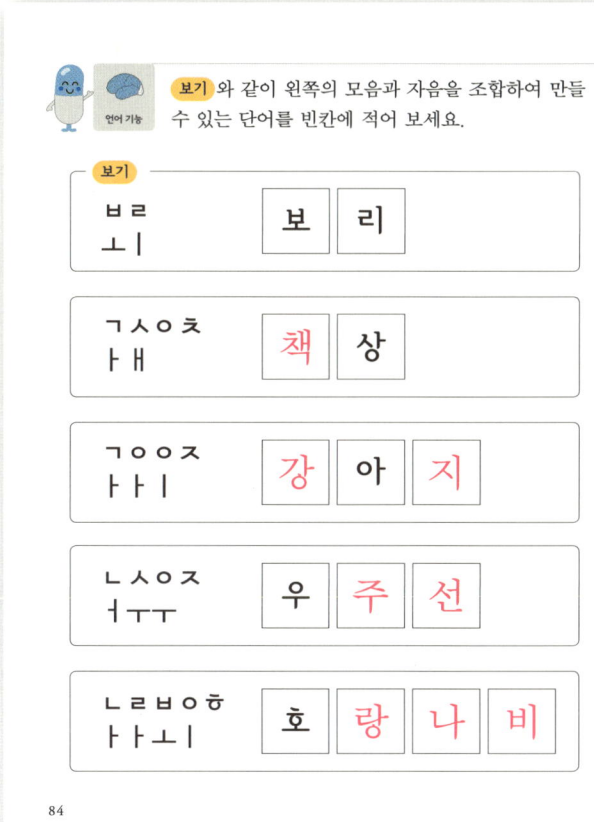

다음 4가지 도형을 이용하여 만든 그림이 아닌 것에 ○ 표시해 보세요.

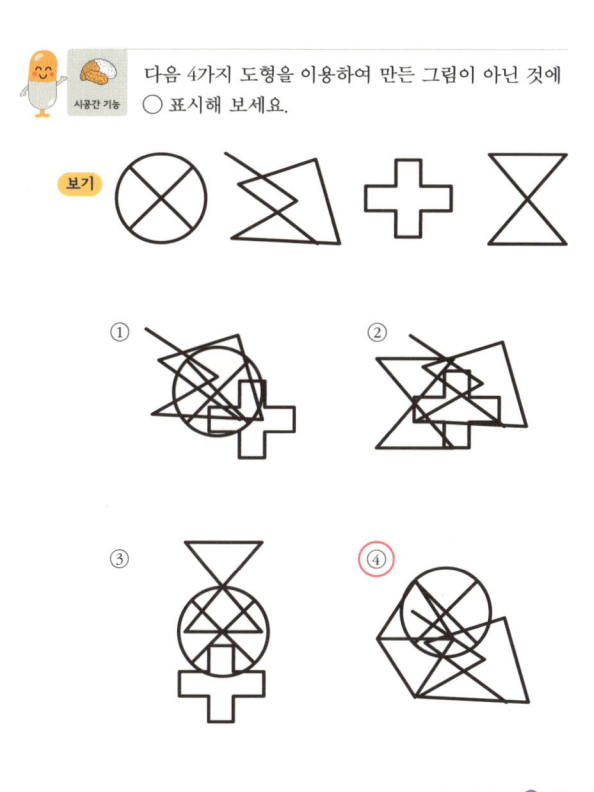

22일

날짜: _____ 년 _____ 월 _____ 일 _____ 요일 날씨: _____
시작 시각: _____ 시 _____ 분 마친 시각: _____ 시 _____ 분

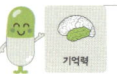 아래의 6가지 물건을 어디에 둘지 흰색 동그라미에 번호를 쓰세요. 그리고 자신이 어디에 어떤 물건을 두었는지 잘 기억해 두세요.

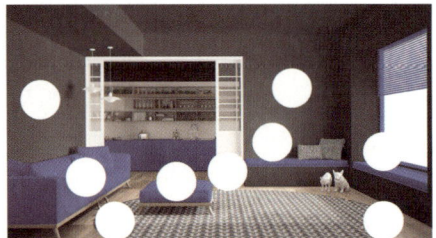

 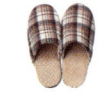 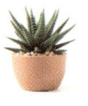
① ② ③
 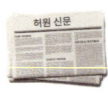 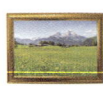
④ ⑤ ⑥

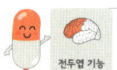 **보기**를 보고 그림들의 공통점을 한 단어로 적어 보세요. 그리고 그림들 외에 공통점을 가진 것을 하나 더 적어 보세요.

보기

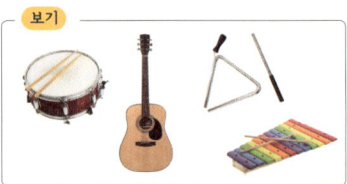
공통점 한 단어
(**악기**)
비슷한 한 단어
(**피아노 등**)

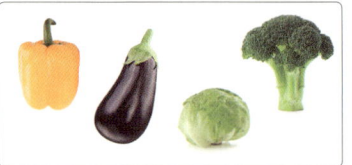
공통점 한 단어
(**채소 또는 야채**)
비슷한 한 단어
(**당근 등**)

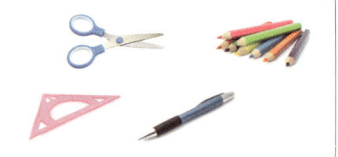
공통점 한 단어
(**문구 또는 학용품**)
비슷한 한 단어
(**지우개 등**)

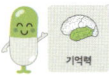 앞 장(86쪽)에서 6가지 물건을 어디에 두었는지 기억을 떠올리면서, 흰색 동그라미 안에 해당 물건의 번호를 적어 보세요.

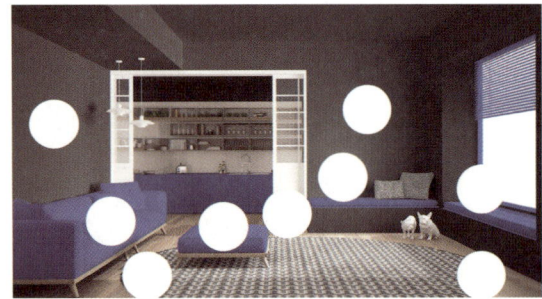

 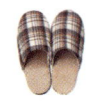
① ② ③
 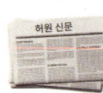
④ ⑤ ⑥

86쪽에 본인이 적은 것과 동일하다면 정답입니다. 기억력 훈련을 하는 문제이므로 상관이 없는 즉, 적절하지 않은 장소에 물건을 두어도 괜찮습니다. 기이하거나 우스꽝스러운 것들이 기억이 더 잘 날 수 있습니다. 상상하며 기억력을 향상하는 연습을 해 보세요.

23일

날짜: _____ 년 _____ 월 _____ 일 _____ 요일 날씨: _____
시작 시각: _____ 시 _____ 분 마친 시각: _____ 시 _____ 분

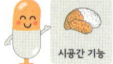 퍼즐 맞추기를 해 보겠습니다. 빈칸에 어떤 퍼즐 조각을 끼워야 할지, 알맞은 조각을 찾아 ( ) 안에 번호를 적어 보세요.

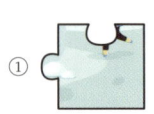  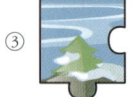
① ② ③

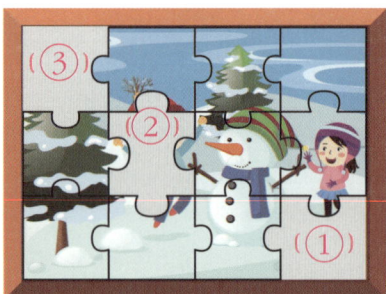

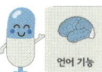 왼쪽의 글자들을 보고, 과일 이름을 적어 보세요.

1. ㅅ 박 ➡ 수박
2. ㅂ ㅅ 아 ➡ 복숭아
3. 한 ㄹ ㅂ ➡ 한라봉
4. ㅂ ㄴ ㄴ ➡ 바나나
5. ㄸ ㄱ ➡ 딸기
6. ㅊ ㄹ ➡ 체리
7. ㅅ ㄹ ➡ 석류
8. ㅂ ㄹ ㅂ ㄹ ➡ 블루베리
9. ㅍ ㅇ ㅇ ㅍ ➡ 파인애플
10. ㅇ 보 ㅋ ㄷ ➡ 아보카도

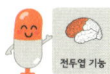 도형들이 규칙에 따라 배열되어 있습니다. 규칙에 맞게 알맞은 도형을 빈칸에 그려 보세요.

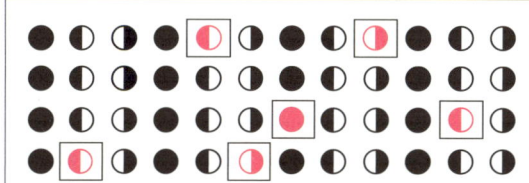

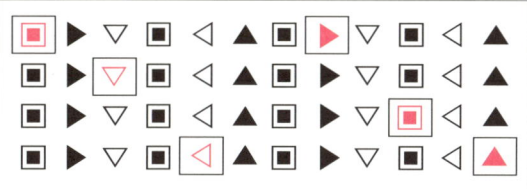

24일

날짜: ___년 ___월 ___일 ___요일 날씨: ___
시작 시각: ___시 ___분 마친 시각: ___시 ___분

 노인정에서 연말 시상식이 있었습니다. 누가 어떤 상을 받았는지 잘 기억해 두세요.

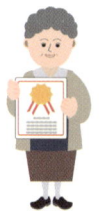  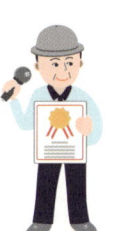

개근상 | 모범상 | 재능상
김순희 할머니 | 이근엄 할아버지 | 박무대 할아버지

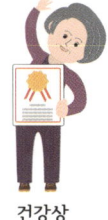 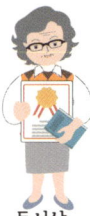

건강상 | 독서상
정순자 할머니 | 한고상 할머니

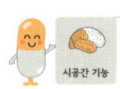 아이들 접시에 놓인 검은색 모양의 음식이 원래 어떤 것인지 아래 네모 칸에서 찾아 선으로 연결해 보세요.

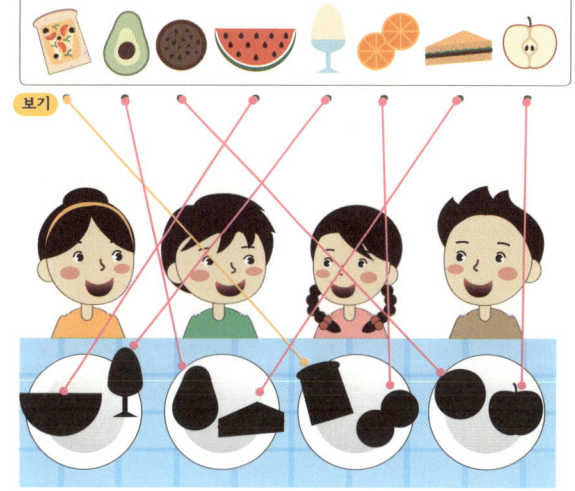

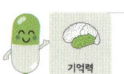 앞 장(92쪽)에서 본 노인정 연말 시상식을 떠올려 보세요. 수상자와 상을 선으로 연결해 보세요.

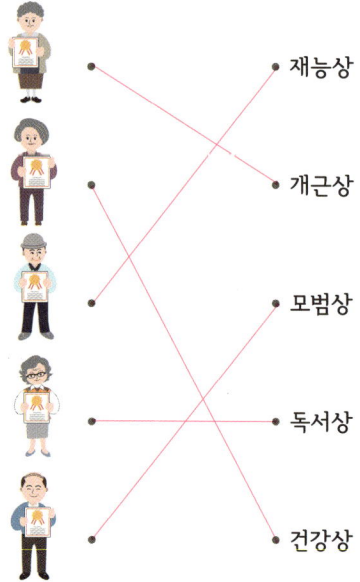

- 재능상
- 개근상
- 모범상
- 독서상
- 건강상

25일

날짜: ___년 ___월 ___일 ___요일 날씨: ___
시작 시각: ___시 ___분 마친 시각: ___시 ___분

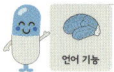 보기의 과일 또는 채소들을 색깔별로 나눠 빈칸에 적어 보세요. 보기에 제시된 것 외에도 생각나는 과일이나 채소가 있다면 추가로 더 적어 보세요.

보기
딸기, 바나나, 망고, 블루베리, 포도, 레몬, 당근, 토마토, 가지, 석류, 복분자, 귤

빨강	주황	노랑	보라
딸기 토마토 석류 사과 앵두 자두 …	당근 귤 감 오렌지 …	바나나 망고 레몬 참외 노란 파프리카 …	블루베리 가지 포도 복분자 적양배추 오디 …

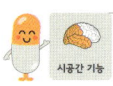 다음은 골프 선수가 친 공이 날아가며 남긴 궤적입니다. 공을 4번 쳤을 때 각 공들의 궤적을 따라가 보세요. 낙하지점의 위치를 ( ) 안에 적어 보세요.

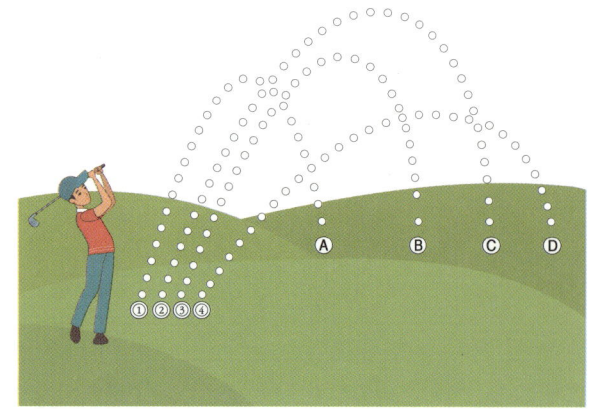

①번 공 낙하지점(A)   ②번 공 낙하지점(B)
③번 공 낙하지점(C)   ④번 공 낙하지점(D)

문장의 길이나 내용에 상관없이 자유롭게 삼행시를 지어 보세요.

고	고등학교
추	추억 중 뜻깊었던 것은
장	장학금을 받은 일이다.

장	장맛비가 쏟아진다는 일기예보를 듣고
독	독에 빗물이 들어가지 않게
대	대비하였다.

* 주어진 글자에 맞게 지었다면 정답입니다.

26일

날짜: ___년 ___월 ___일 ___요일 날씨: ___
시작 시각: ___시 ___분 마친 시각: ___시 ___분

장소법을 사용하여 다음 목록을 기억해 볼 것입니다. 장소법이란 특정 장소에 기억해야 할 것을 두었다고 상상하며 기억력을 향상시키는 방법입니다.
보기 처럼 집 안의 한 장소에 놓고 싶은 물품의 이름을 쓰고, 물품과 장소를 기억해 두세요.

기억해야 할 목록
고등어, 스파게티, 녹차, 계란, 상추, 샴푸, 포도, 슬리퍼

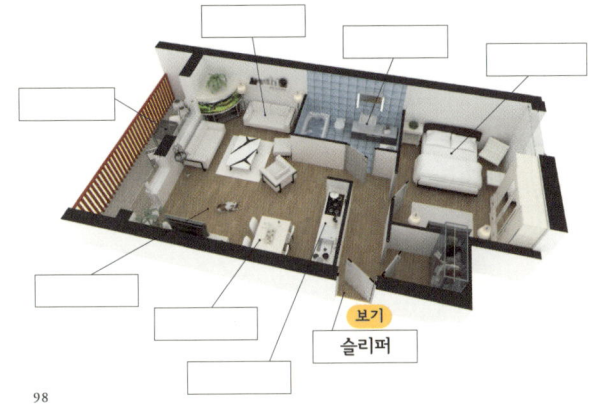

보기: 슬리퍼

다음 6개의 그림 중에 똑같은 그림이 2개 있습니다. 다른 그림들은 어딘가 조금씩 다른 부분들이 있지요. 똑같은 두 그림을 찾아 번호에 ○ 표시해 보세요.

① 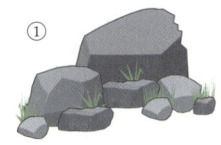 ②(○)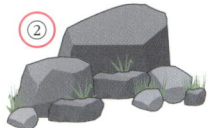

③ 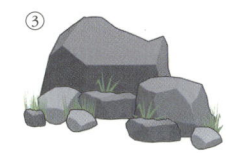 ④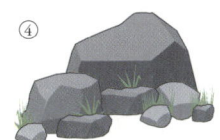

⑤(○) 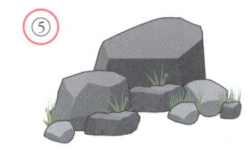 ⑥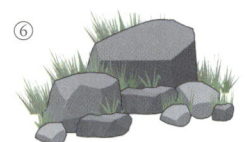

앞 장(98쪽)에서 집 안에 놓아둔 물품에 관한 기억을 떠올리며, 번호의 빈칸에 알맞은 물품의 이름을 적어 보세요

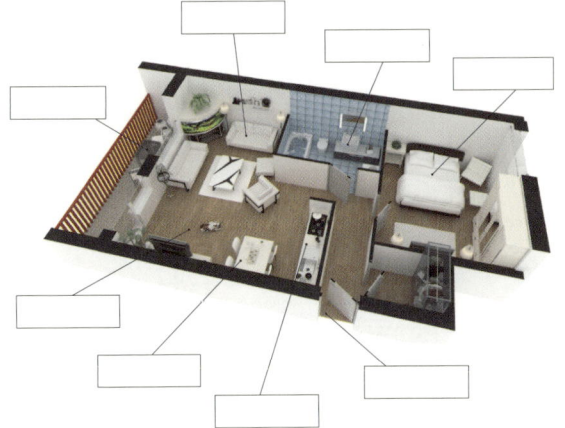

물품이 놓인 위치가 앞 장(98쪽)과 같으면 정답입니다. 기억력 훈련을 하는 문제이므로 상관이 없는 즉, 적절하지 않은 장소에 물건을 두어도 괜찮습니다. 기이하거나 우스꽝스러운 것들이 기억이 더 잘 날 수 있습니다. 상상하며 기억력을 향상하는 연습을 해 보세요.

27일

날짜: ___년 ___월 ___일 ___요일 날씨: ___
시작 시각: ___시 ___분 마친 시각: ___시 ___분

다음 중 2개의 연속된 숫자로(오름차순) 나열된 것만 골라 모두 ○ 표시해 보세요.

보기
```
3 4 7 9 5 7 8 2 6 8 1 0 7
5 6 8 2 1 2 6 2 5 7 4 8 7
6 0 3 9 7 8 2 7 9 3 5 1 2
2 9 8 6 3 4 1 2 5 8 3 4 2
1 9 3 4 6 2 5 4 5 8 5 6 9
2 3 8 5 6 9 1 2 6 9 7 5 6
2 6 7 1 9 3 4 7 2 4 6 3 8
6 7 7 9 2 6 7 1 2 3 5 8 4
3 6 7 1 6 2 4 2 9 7 1 3 5
```

■ 보기 를 제외한 연속된 숫자로 나열된 묶음은 모두 몇 개인가요? (**21**)개

네모 안의 구슬과 아래의 숫자에는 일정한 규칙이 숨어 있습니다. 규칙을 파악한 후 빈칸에 들어갈 숫자를 적어 보세요.

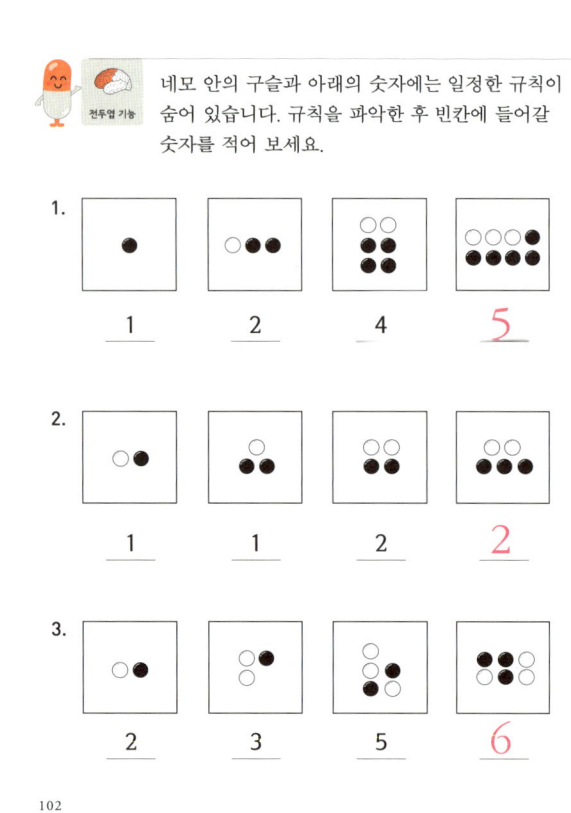

보기와 같이 왼쪽에 제시된 글자가 지정된 위치에 들어가는 단어를 5개씩 적어 보세요.

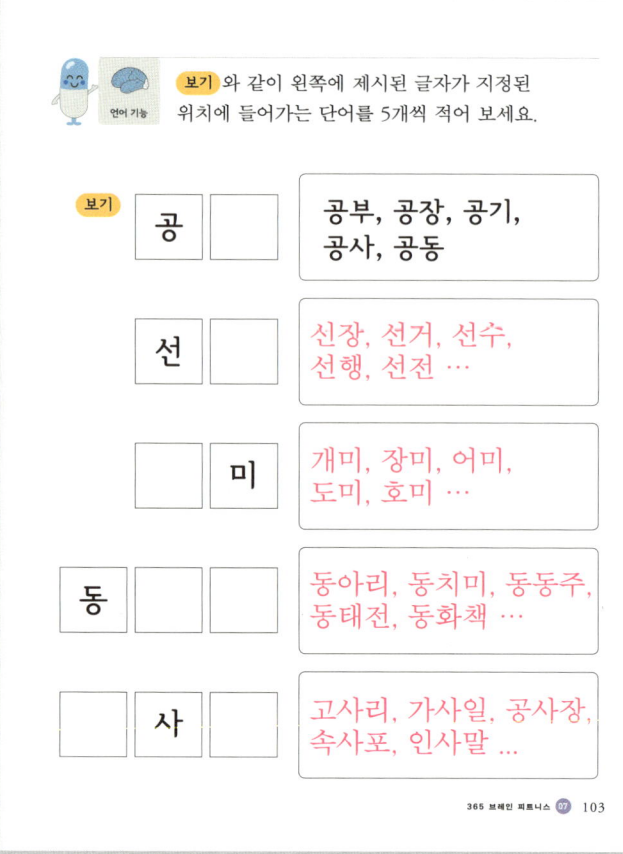

28일

날짜: ___년 ___월 ___일 ___요일 날씨: ___
시작 시각: ___시 ___분 마친 시각: ___시 ___분

책꽂이에 아래의 책 6권을 꽂으려 합니다. 책을 꽂길 원하는 자리에 책 제목을 적어 보세요. 그리고 책의 위치를 잘 기억해 두세요.

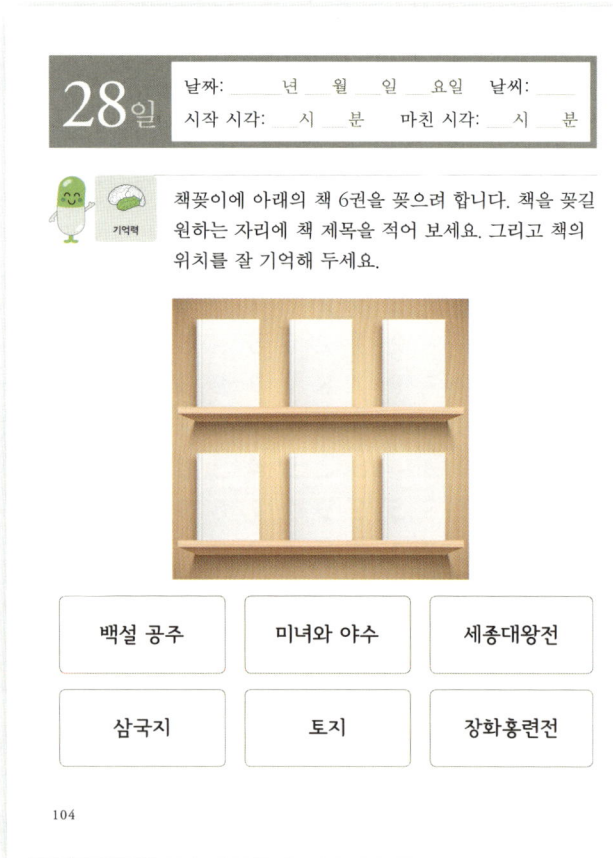

보기와 같이 거울에 비친 글자의 모양을 ( )안에 적어 보세요. 종이를 돌리지 말고 그대로 둔 상태에서 상상하여 적어 보세요.

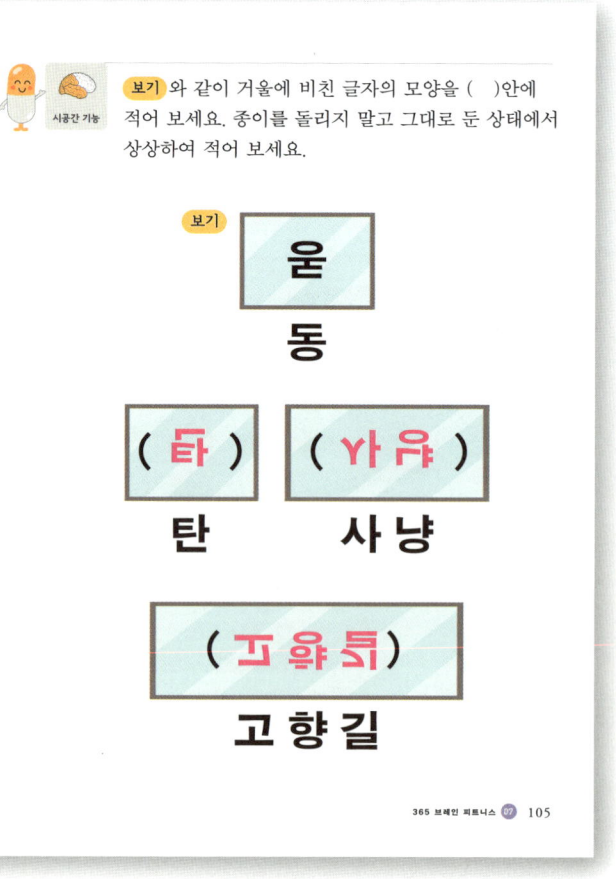

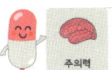 앞 장(104쪽)에서 책꽂이에 6권의 책을 꽂아 두었습니다. 책이 놓인 위치에 책 제목을 적어 보세요.

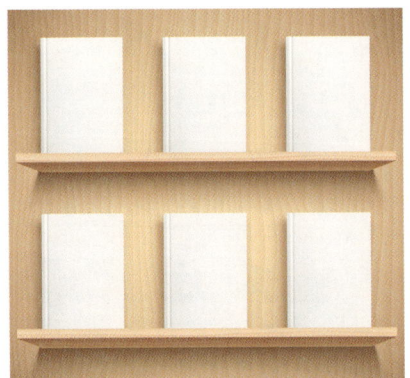

| 장화홍련전 | 토지 | 백설 공주 |
| 세종대왕전 | 삼국지 | 미녀와 야수 |

본인이 정한 위치인 앞장(104쪽)과 같으면 정답입니다.

29일

날짜: ___년 ___월 ___일 ___요일 날씨: ___
시작 시각: ___시 ___분   마친 시각: ___시 ___분

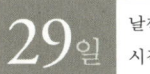 알파벳과 네모 색깔판이 서로 짝을 이루는 규칙을 잘 기억하여, 다음 빈칸에 알파벳 또는 색깔을 채워 보세요. 색깔 펜이나 색연필을 사용해 문제를 풀어 보세요.

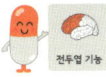

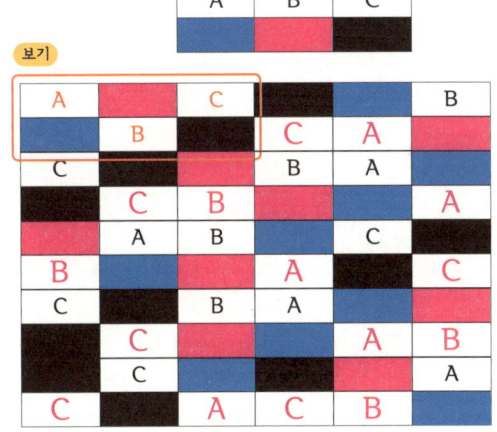

 다음은 '어버이 은혜' 노래의 가사입니다. 노래를 큰 소리로 부르면서, 자음 'ㅇ'에만 모두 ○ 표시해 보세요.

나실 제 괴로움 다 잊으시고
기를 제 밤낮으로 애쓰는 마음
진자리 마른자리 갈아 뉘시며
손발이 다 닳도록 고생하시네
하늘 아래 그 무엇이 넓다 하리오
어머님의 희생은 가이없어라

어려선 안고 업고 얼러 주시고
자라선 문 기대어 기다리는 맘
앓을사 그릇될사 자식 생각에
고우시던 이마 위에 주름이 가득
땅 위에 그 무엇이 높다 하리오
어머님의 정성은 지극하여라

사람의 마음속엔 온가지 소원
어머님의 마음속엔 오직 한 가지
아낌없이 일생을 자식 위하여
살과 뼈를 깎아서 바치는 마음
인간의 그 무엇이 거룩하리오
어머님의 사랑은 그지없어라

속담과 그 뜻을 올바르게 짝지어 보세요.

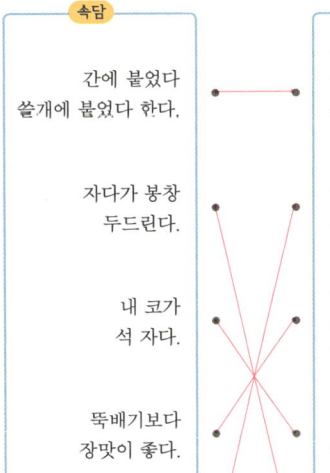

30일

날짜: ____ 년 ____ 월 ____ 일 ____ 요일   날씨: ____
시작 시각: ____ 시 ____ 분   마친 시각: ____ 시 ____ 분

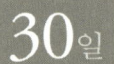 지은이가 할머니 심부름을 가려고 합니다. 아래의 지도에서 지은이가 들른 장소에 ○ 표시하고, 간 곳을 순서대로 선으로 연결해 보세요. 또 지은이가 한 일을 잘 기억해 두세요.

> 지은아, 할머니 심부름 좀 해 주렴.
> 오늘 만든 만두인데, 이것 좀 민지 이모 댁에 가져다드리고, 돌아오는 길에 도서관에서 탈무드 책 1권만 빌려 오렴. 그리고 슈퍼에 들러서 라면 1봉지랑 오이 1개, 귤 2,000원어치만 사다 주렴.

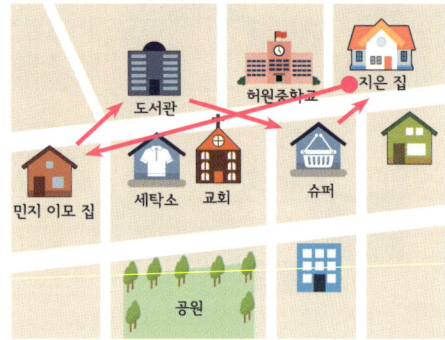

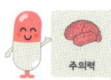 왼쪽 그림과 같은 그림을 찾아 ○ 표시해 보세요.

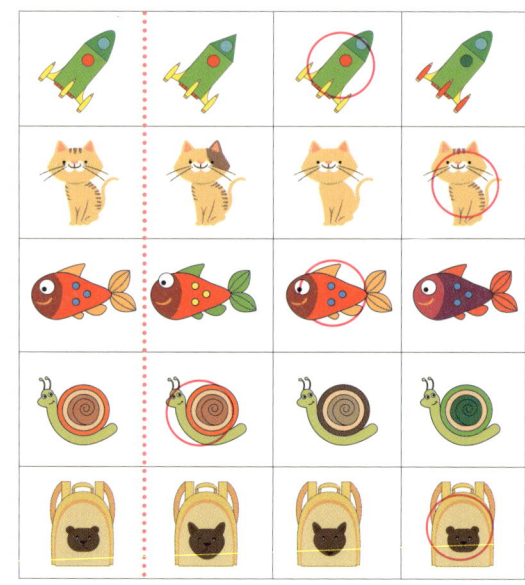

 앞 장(110쪽)에서 본 지은이의 심부름 이야기를 떠올리며, 아래 물음에 답하세요.

1. 지은이는 누구의 심부름을 다녀왔나요?
   ① 삼촌   ②(할머니)   ③ 할아버지   ④ 엄마

2. 지은이가 심부름을 다녀온 곳을 순서대로 기억나는 대로 적어 보세요.
   (민지 이모댁) - (도서관) - (슈퍼)

3. 지은이가 심부름한 내용으로 잘못된 것은 몇 번인가요?
   ① 도서관에서 탈무드 책을 빌렸다.
   ② 민지 이모 댁에 만두를 가져다드렸다.
   ③ 슈퍼에 가서 라면 1봉지를 샀다.
   ④(슈퍼에 가서 귤 3,000원어치를 샀다.)

매일매일 뇌의 근력을 키우는 치매 예방 문제집

365 브레인 피트니스 ❼

초판 1쇄 펴낸날 | 2019년 5월 25일
지은이 | 박흥석·안이서·이혜미
펴낸이 | 홍솔
펴낸곳 | 허원미디어

주소 | 서울시 종로구 필운대로7길 19(옥인동)
대표전화 | (02) 766-9273
팩시밀리 | (02) 766-9272
홈페이지 | http://cafe.naver.com/herwonbooks
출판등록 | 2005년 12월 2일 제300-2005-204호

ⓒ 박흥석·안이서·이혜미 2019

ISBN 978-89-92162-74-6 14510(세트)
　　　 978-89-92162-83-8 14510

값 12,000원

이 도서의 국립중앙도서관 출판예정도서목록(CIP)은 서지정보유통지원시스템 홈페이지
(http://seoji.nl.go.kr)와 국가자료공동목록시스템(http://www.nl.go.kr/kolisnet)에서
이용하실 수 있습니다.(CIP제어번호: CIP2019019163)

* 잘못 만들어진 책은 구입하신 곳에서 교환해 드립니다.
* 이 책 내용의 일부 또는 전부를 재사용하려면 반드시 도서출판 허원미디어의 동의를 얻어야 하며 무단복제와 전재를 금합니다.